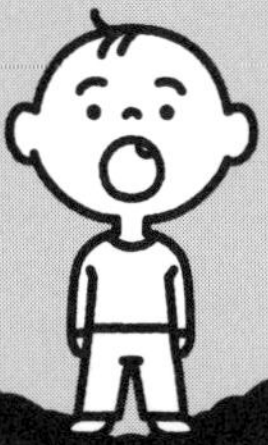

0歳からの歯育て

わが子を愛するお母さんに伝えたい大切なこと

医療法人社団徹心会理事長
下田孝義

三鷹ハートフル矯正歯科医院院長
下田ミナ

現代書林

はじめに

私は大学を卒業後、ワイヤー矯正を学ぶために歯学部矯正科の門を叩きました。そしてアメリカのアリゾナ州ツーソンで、世界的なワイヤー矯正のセミナーを受講し、著名な歯科医院に勤務して臨床を学びました。

歯科医師となってからは、患者さん一人ひとりと向き合い、精一杯の治療に努めてきました。「むし歯ゼロ社会を目指す歯科医師になりたい」という理想も持っていました。けれど、成人の患者さんの治療を続けるうちに、だんだんと気持ちが変化していきました。

多くの患者さんは、むし歯がひどくなって痛み出してから来院されます。その治療は歯を削ったり、ひどい場合は抜歯や神経を抜くものです。削ったり抜歯した歯は、もう元の状態には戻せません。「むし歯ゼロの美しい口内」とはとても言い難いことになってしまいます。

「子どものうちから、歯を大切にする習慣を身に付けていれば、こんなことにならなかったのに」

私は治療するたびにそんな残念な思いにとらわれるようになったのです。

やがて「むし歯のないきれいな口内」にするには、むし歯のない子どものうちにむし歯ができないようにするしかない、と考えるようになりました。さらに「むし歯ゼロを目指す小児期からの予防医療に携わりたい」という思いも強くなり、「いつかむし歯予防のための小児専門歯科医院をつくりたい」という目標を持つようになりました。

そうした矢先に、スウェーデンでの研修の機会があり、小児期のむし歯予防のノウハウについて学ぶことができました。それを参考に構築したのが、当院の「マイナス1歳からのむし歯予防」のシステムです。

やがて、マイナス1歳からのむし歯予防という考え方は、歯科医療の現場にも浸透し、現在、子どものむし歯はかなり減ってきました。

小児歯科医院のむし歯予防の役割もひと段落ついた頃、私には次の目標が出てきました。それは「小児歯科矯正への本格的な取り組み」です。

そのお話の前に、私自身の経験と矯正歯科への思いをお伝えしたいと思います。

実は私の前歯は子どもの頃からとても大きく、大学時代に4本を抜歯して、取り外しのできないブラケットという矯正器具をつけたワイヤー矯正をしました。当時のワイヤー矯正はとても痛いものでした。親にもらった健康な歯を抜き、しかも痛みをともなう矯正。青春時代を矯正器具のついた口元で過ごす恥ずかしさもありました。食後に食べものが挟まっているのを指摘されたり、バスケットボールが顔に当たってワイヤーで唇が切れたり、若い女性としては辛い思いの連続でした。

歯並びが悪いコンプレックスを解消したくて始めた矯正が、いっそうコンプレックスをつくり出してしまう。おかしな話でした。

抜歯せず、痛みもない矯正をすることはできないものか？　それを学んでみたいという気持ちから、私は矯正歯科への道を選びました。

そのときから、もし可能であるならば、なるべく抜歯矯正をしない方法はないかと、さまざまな勉強や研修を重ねました。歯並びに影響を及ぼす飲み込みや舌の動きについて学んだり、矯正のテクニックだけでは完治し難い問題があると気づき、日本だけではなく世界中を飛び回り、多くの先生方の教えを乞いました。

そして31歳でアメリカのカリフォルニア州に留学したとき、大きな転機を迎えました。

日本にはまだ導入されていなかった透明なマウスピース型カスタムメイド矯正歯科装置に出会ったのです。それはコンピューターシミュレーションによりデジタル診断を行う、革新的な矯正と感じました。

従来の矯正装置に比べて、審美性に優れ誰にも気付かれず、取り外しのため口腔清掃も容易にできるという利点があります。私はこの出会いに大きな衝撃と喜びを覚えました。これこそが、私が求めていた矯正方法だと感じたからです。青春時代の辛い矯正体験が、それを確信へと変えました。

けれど豊富な経験と専門的な高いスキルが必要で、歯の動かし方自体が従来の方法と違います。当時、日本の歯科大学の矯正歯科医局では、日本矯正歯科学会の認定医条件に当てはまらない矯正を学ぶのは難しいことにも気づいていました。そこで海外の学会に参加したり、マウスピース型カスタムメイド矯正歯科装置のスペシャリストに直接指導を受けるなどの研鑽を積み、わからないことを1つずつ解決し、推奨される症例について、矯正をする力を身に付けていきました。

そして2006年、夫である下田孝義（現在当会理事長）と2人で歯科医院を開業し、日本矯正歯科学会認定医として矯正歯科治療を行ってきました。

開業当初は従来のブラケットとワイヤーを用いた矯正との併用治療がほとんどでしたが、近年は、予知性をきちんと分析した上で、応用範囲を拡げながら責任をもって治療することが可能になりました。

治療を重ねることでしか身に付かないことはたくさんあります。マウスピース型カスタムメイド矯正歯科装置の治療は専門性が高く、ほかのマウスピース治療やワイヤー治療とは違う技術力が要求されます。国内において黎明期だったためにその技術習得の壁の高さは覚悟していました。けれど、患者さんの治療という実践を通して、私は多くを学ぶことができたのです。

そして2016年、マウスピース型カスタムメイド矯正治療に関しての日本初女性歯科医師としてマカオで表彰されたことが、さらなる自信につながりました。

その後、国内外のさまざまな歯科医師にも教えを乞いながら、理想的な治療計画を立てられることを基本とした「非抜歯コンセプト」による矯正を実現していきました。

こうした経験の中、小児期の矯正についても真剣に考えるようになりました。

子どもの歯科矯正を永久歯の生え替わりの時期に行っても、顎が歯の大きさに比べて小さいと、その後に抜歯矯正となってしまいます。
けれど私には、せっかく生えた健康な永久歯を抜いてしまうのは本来すべきことではない、子どもこそ可能な限り非抜歯で矯正すべきだという信念がありました。そしてより健康で自然な矯正をするなら、歯をしっかり支えられる顎にする「顎育て」が必要だと思い至ったのです。

ここからまたさまざまな勉強に取り組み、幼児期の生活習慣や食生活を正すことで顎育てができることを学びました。食育や口腔筋機能療法と言われる幼児期の「顎育て」によって、歯並びがよくなくても軽度ながたつきに抑えたり、改善してきれいな歯並びにすることもできると知りました。

子育てをする親御さんにとっては、「むし歯予防」だけでなく、将来の歯列を考えた「歯並び予防」も同じように大切です。この2つの観点から子どもの歯を正しく美しく育てていくことを、私たちは「歯育て」と呼んでいます。こうした歯育てこそ子育て期にぜひ取り組まなければならないことです。そしてそのための指導や治療こそが、子どもたちを診る歯科医師の新たな役割だと気づいたのです。

子育て期や出産を控えた親御さんたちに、必要な歯育て情報をお伝えする。そして発達年齢に沿った正しい歯育ての診断を的確に行っていく。子どもの成長に合わせ、ベストなタイミングに大切な歯育ての情報提供や治療をしていくことが、子どもたちを診る私たち歯科医師の重要な仕事だと思います。

当院にいらっしゃる親御さんのお話をうかがうと、「わが子の歯並びがとても気になって2軒ほどの歯科医院で診てもらったけれど、どちらでも『成長を待って抜歯するしかない』と言われました」というような例がしばしばあります。なかには「抜歯しなければひどい出っ歯になる」と言われてすっかり怖くなってしまった、というお母さんもいらっしゃいます。

けれど、小児のうちに適切な治療を始めれば、抜歯をせずに、最小限度の負担で美しい歯並びにできることもたくさんあります。ただ残念なことに、そうした情報と治療技術を提供できる歯科医院はまだまだ限られているのです。

歯科医師の勉強不足や技術力不足が原因で、本来あるはずの選択肢が患者さんに伝わらない……。これは患者さんにとって、とても不利益なことです。ましてやそれによってお子さんの治療に痛みや苦痛を伴うなどのリスクが発生してしまうのであれば、悲劇と言うしかありません。

私には、現在13歳になる息子と7歳になる娘がおります。

実はこの息子が小学校1年生の頃、生えてきた前歯が、私と同じようにかなり大きかったのです。

「これは前歯がきれいに並びそうにないな」と思った私は、なるべく歯ごたえのある食べものを食事に出すようにしました。大振りに切った肉や野菜などを前歯で噛みちぎってよく咀嚼する食習慣が、顎を育てると知っていたからです。

また、無意識に口を開けているときは「閉じようね」と声をかけるようにしました。いつも口を開けていると出っ歯になりやすいことも知っていたからです。

そんな風に歯育てを続けた結果、息子は歯列矯正をせずにきれいな歯並びに育ちました。おかげさまで息子も娘も「むし歯ゼロ」「矯正治療なし」で済みそうです。

これは、私が歯育ての知識を持っており、それを実践したからこその結果です。もしも私にその知識がなかったら、息子のきれいな永久歯を、痛い思いをさせて抜かなければならなかったでしょう。

保護者の知識の有無が、お子さんの将来の歯を大きく左右してしまうのです。

ですから私は母親として、歯科医師として、歯育ての大切さとその知識を多くの方にしっかりとお伝えしていきたいのです。

子どもの歯は日々成長しています。そして、その成長に適切に介入することで、正しい歯に育てることができます。その一瞬を逃さず生かすのが、子どもの歯を診る歯科医師の使命です。そのタイミングを見誤ると、重大事になることすらあります。

だからこそ、定期的に通院し継続的なチェックアップをしてほしいと思っています。

親御さんたちはみな、無限の愛情を持って子育てをされています。その愛情をぜひ、歯育てにも役立ててください。

愛情あるしつけの一環に歯育ても加えていただきたい、一人でも多くの出産準備をするお母さん、お父さんにそのことをお伝えしたいと願い、この本を書きました。

未来ある子どもたちの笑顔が、いつも美しい歯で輝いていますように。

それが私の希望であり、これからも続く目標でもあるのです。

2019年10月

下田ミナ

年齢別 早見表

●むし歯予防・歯並び予防●

年齢	むし歯予防	歯並び予防
-1歳	お母さんの口腔ケア P.23	
妊娠・出産		
0歳		哺乳 P.35
1歳	乳歯が生え始める P.54	離乳食 P.46
乳児期		
2歳	感染の窓の1年間 P.63	
		乳歯列の完成
3歳	ハミガキ習慣をつくる P.73	乳歯が生えそろう P.86
4歳	親子で唾液検査 P.67	
	ハミガキリトミック教室 P.83	噛むトレーニング P.111
保育園・幼稚園		
5歳		食育 P.113
6歳	フッ素の活用 P.98	顎の骨が80%成長 P.106
		永久歯の萌出開始 P.122
小学生	シーラント P.102	生え替わりの見守り P.129
	6歳臼歯が生える P.122	
12歳		床矯正 P.154 既製のマウスピース矯正 P.154 透明なマウスピース型 カスタムメイド矯正歯科装置 子ども用 P.158 大人用 P.162
中高生		
18歳		
成人	ホワイトニング	

目次

Part 2

1歳から3歳

むし歯になるか、ならないかは、3歳までの過ごし方が大切

Part 4

Part 5

12歳から18歳 歯育ての仕上げに美しく整える 正しい矯正で自信をつくる

Part 6

18歳から

初対面の印象は、歯の美しさで決まる18歳からの審美歯科

Part 1

-1歳から1歳

妊娠から出産
「歯育て」は、お子さんに歯が生える前から

-1歳から1歳

わが子の幸せを願うすべての女性にお伝えしたいことがあります

マイナス1歳から始まっている「歯育て」

「歯育て」は、いつから始まるのでしょうか。

乳歯が生え始める前から始まっている？

いえ、それではすでに「遅い」と言わなければなりません。

歯育ては、実は出産の前から始まっているのです。

お腹の赤ちゃんへの歯育てなんて、考えられないと思うかもしれません。母体の摂るべき栄養のことかと、早合点する方もいるかもしれません。

もちろんそれも大切です。しかしもっと直接的に、これから生まれてくる赤ちゃんのむし歯予防のために、お母さんが出産前にきちんと行っておくべきことがあります。

それは、お母さんの口腔ケアです。

赤ちゃんのむし歯菌はお母さんの口から

Part2で詳しく説明しますが、むし歯ができるのは、口の中に「むし歯菌」「糖分」「むし歯菌が棲息しやすい環境」の3つが同時にあるときです。このうち1つでも条件がそろわなければ、むし歯にはなりません。

そもそもむし歯菌がいなければむし歯にはならないのですが、口の中からむし歯菌を完全に絶滅させることは不可能です。けれどむし歯菌が多ければ、むし歯になる危険が高くなることは言うまでもありません。

では、口の中のむし歯菌は、どこからやって来るのでしょうか。

小学生の唾液からむし歯菌を採取してDNAを調べると、その60~70%はお母さんの口内にいるむし歯菌と同じであることがわかっています。これはお母さんが専業主婦で、いつも家にいる場合のデータです。ところがお母さんが働いていて、小さい頃から保育園で育っていた子では、それが30%に下がるのです。

−1歳から1歳
1歳から3歳
3歳から6歳
6歳から12歳
12歳から18歳
18歳から

子どもの頃、生活の中でいちばん密着している人はお母さんでしょう。とくに生まれたばかりの赤ちゃんの場合には、お母さんがほとんどつきっきりです。

離乳食を食べさせるときに、熱ければフーフーしますね。「熱いかな」と、ちょっとなめてみることもあります。このときお母さんの口の中のむし歯菌は、唾液とともに赤ちゃんのお口に入り込み、棲みつき、増殖します。こんな風に生活の中で、ご家族から赤ちゃんへとむし歯菌は移っていくのです。

やがて6カ月くらいで、下の前歯が生え始めます。そして3歳くらいまでのあいだにむし歯が定着することになります。

出産前から取り組みたい、マイナス1歳からのむし歯予防

口の中は、どんなにクリーニングしてもむし歯菌をゼロにすることはできません。いかに口腔衛生に気をつかっているお母さんでも不可能で、口の中の菌が赤ちゃんのお口に移ってしまう「母子感染」は、防ぎようがないことです。

しかしお母さんの口にむし歯や歯周病があって、いたるところにむし歯菌の棲み家であ

る「バイオフィルム」（59ページ参照）があるような状態では、赤ちゃんに移るむし歯菌の量も膨大なものになってしまいます。そしてそれだけ赤ちゃんがむし歯になる可能性が高くなります。ですから、まずは母体の口腔内の衛生状態の改善が重要になるのです。

妊娠が判明したら、出産前にきちんとむし歯や歯周病を治療し、自分自身で行う口腔ケアを覚え、習慣化しておかなければなりません。これが生まれてくる赤ちゃんの子育て、つまり歯育ての始まりなのです。

わが子を健康で幸せで魅力的な人に育てていくためには、歯育てがとても大切なのだということを認識できているお母さんほど、子どもの口の中はきれいな状態です。

まずは自分自身の口腔内をきれいに保つことから始めましょう。口の中がいつもきれいだと、何か食べたあとで気になります。きれいな状態が心地よいので、食べたあとは不快になるからです。そのような衛生習慣が、歯育てを継続していくことへの強いモチベーションになります。

むし歯菌の親子間の移動を少しでも少なくするために、またお母さん自身の意識を高めるためにも、ぜひ妊娠中からむし歯予防に取り組んでいただきたいと思います。

歯周病は早産や低体重児出産のリスクも

妊娠後に口腔ケアをていねいに行うのは、母子感染予防のためだけではありません。

妊娠中は、エストロゲンという女性ホルモンが増えますが、その作用で歯周病の原因菌が増殖するのです。さらにプロゲステロンというホルモンが急増し、それが炎症の元を刺激して歯肉炎も悪化させやすい環境になります。

こうした歯周病が怖ろしいのは、罹患するとその炎症が血液を介して全身に影響を及ぼし、早産や低体重児出産のリスクが高まるところにあります。

その危険性は喫煙やアルコールより高く、歯周病のある妊婦はそうでない妊婦に比べて早産が2・27倍、低体重児出産が4・03倍も多いという調査もあります（Am J Obstet Gynecol,196:135,2007.）。

歯並び予防

-1歳から1歳

0歳からの歯並び予防で、わが子の人生を幸せに

歯並びは、お子さんの健康を左右する

子どもが健やかに育つことは、親のいちばんの願いです。平凡でも健康で楽しく、幸せな人生を歩んでくれればそれでいい。それだけで、親は「子育ては成功」と感じるものです。

歯は人間の体の1つの器官にすぎません。しかし、若い頃からむし歯や歯周病にかかった生活を続けていると、肥満や糖尿病などの生活習慣病になりやすいことがわかっています。

歯並びが悪いと、むし歯菌が潜みやすい狭く入り組んだすきまがたくさんできてしまいます。それらはハミガキですべてきれいにすることがとても困難なため、そこからむし歯

や歯周病をつくっていきます。

また歯並びが悪く噛み合わせがうまくいってないと、咀嚼（食べたものを噛むこと）がうまくいきません。口の中には、食べたものを最初に消化するために噛み砕く歯があり、また消化液でもある唾液が分泌されますが、噛み合わせが悪いとそれらがうまくいきません。

歯並びの状態はずっと続くわけですから、そのことによる胃腸の負担や吸収の悪さも毎日継続されています。それが成長や活力にも影響を及ぼすことは必至です。人生そのものを左右すると言っても過言ではありません。

歯並びがよい子は頭がいい？

歯並びはさらに、学習能力にも関係していると言われています。

研究によれば、よく噛むと記憶力、思考力、集中力などが向上することがわかっています。

噛むことによって脳につながっている動脈の血行がよくなり、脳の働きが活性化されるからだと考えられています。

噛み合わせがうまくいっていない子は、噛むのが苦手です。するとい小さい頃からよく噛まずに食べることを覚え、それがあたり前のまま成人になってしまいます。

歯並びが悪い人が、本来持っている力のすべてを発揮できなかったかどうかは調べようがありません。しかし、もしも歯並びがよければもっと頭がよかったかもしれない、もっと健康になれたかもしれないという可能性はあるかもしれません。それほど歯並びは、人生を左右する重要な問題なのです。

けれど実は小学校1年生で歯並びの悪い子が、40％もいることがわかっています。この4割の子どもたちの将来は、いったいどうなるのでしょうか？

きれいな歯並びは人生を変える

子どもの歯のトラブルといえば、むし歯がまず思い浮かびます。

しかし、0歳から3歳くらいまでの間でそれと同じくらい重要なものに「きれいな歯並びのための土台をつくる」という準備があります。

歯並びはその人を示す特徴の1つで、歯並びがいいと、表情が自然に輝いて見えます。よい歯並びは本来の自然な形態であるのがその理由でしょう。

人間の価値は見た目では決まらない、などと言われますが、とは言えさまざまな場面で無意識に見た目で判断されていると感じられることはあります。

例えば受験や就職のための面接は、一生を左右するくらい重要なものです。面接室での表情がイキイキとしているか、そうでないかは結果のよしあしにつながるでしょう。もちろん恋愛も仕事もあらゆる人間関係においても、同じことが言えます。

歯並びによって人生が変わることは、少なからずあると言っても過言ではありません。あなたは、歯並びが悪くて嫌な思いをしたことは、ありませんか? ひょっとして矯正治療を経験されているようであれば、ご両親に感謝の気持ちをもっていらっしゃるかもしれませんね。

生まれたときから、歯並びの土台づくり

全身の骨格が人の動きを支えているように、歯並びは歯の機能を働かせるうえでの基本

です。基本が崩れれば、当然ながら本来の健康や美しさ、能力が最大限に発揮できません。

その歯並びの土台づくりが、生まれたばかりの赤ちゃんの頃から始まっていることを覚えておきましょう。と言っても不自然なことを無理に行うわけではありません。歯並びというのは、人間が自然に生きていればきれいにそろうものです。

本来の口の機能をしっかりと使うようにすれば、きれいな歯並びの土台はおのずとできていきます。

歯並びの土台は、顎の骨

では、その歯並びの土台とは、いったいどこにあるのでしょうか。それは文字どおり、歯の生えているところです。

歯が生えているところというと、歯茎だと考える人が多いかもしれません。しかし歯茎は歯を根本からおおっている肉・粘膜（歯肉）のことを指しており、そこから歯

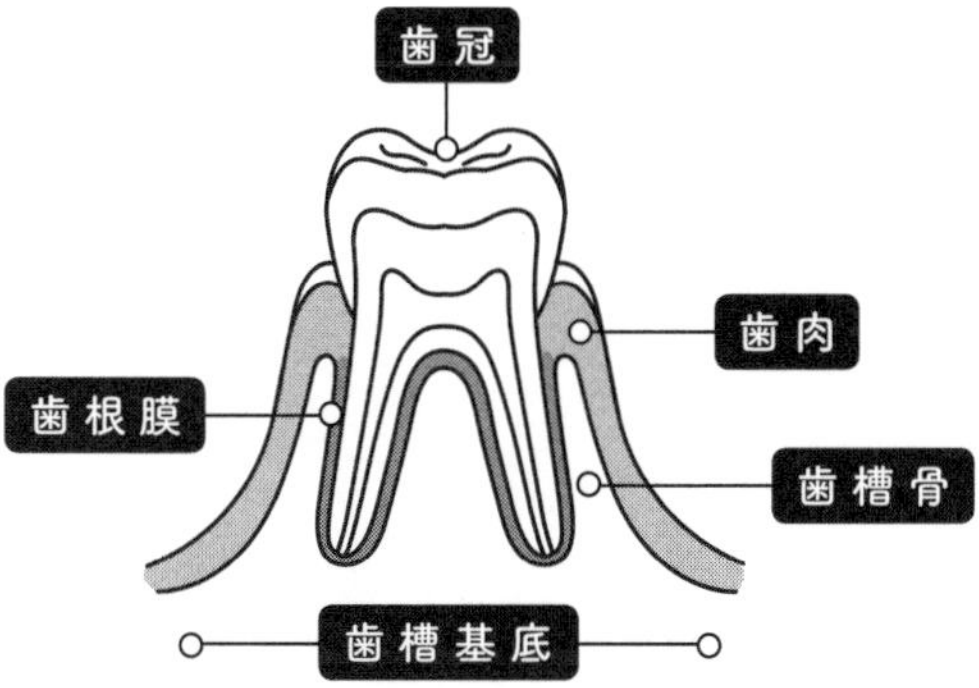

がニョキッと生えているわけではありません。

歯を収め、支えているのは、歯槽骨《しそうこつ》という骨、つまり顎の骨なのです。

そして歯槽骨と歯は、前ページの図のように歯根膜《しこんまく》というクッションのような組織でつながっています。

歯はこのようにそれぞれ顎の骨に一本ずつ埋められているわけですから、顎の骨がしっかり成長しないまま歯がどんどん生えてくると、あとから出てくる歯のスペースがなくなります。

すると隣同士の歯が押し合いへし合いの揉み合いになり、最終的にはガタガタの歯並びになってしまうのです。

人間の永久歯の数は、32本と決まっています。歯の大きさも、だいたい決まっています。顎がうまく発達しなかった子にも、しっかり発達した子にも、歯は同じように生えてきます。神様が「この子は顎が小さいから歯の数を少なくしておこう」とか「このままだと歯並びが悪くなるから歯を小さくしておこう」などと、調整してくれることはありません。

歯が生え始めて「ウチの子、なんでこんなところから歯が生えてるんですか?」と、慌てて相談にみえる親御さんもいらっしゃいます。そういうお子さんは、たいてい顎の骨の発育が不足しています。十分に発達していない骨格のため、歯が生えるスペースが足りていないのです。

だから顎が小さい子は、永久歯がどんどん生えて混み合ってくると、収まりがつかなくなって歯並びが悪くなるのです。また、歯が平均より大きめな子も、歯並びが崩れるようになります。

このように歯並びは、幼い頃からの顎の成長が大きな鍵となります。だから、お母さんは0歳からの歯並び予防を意識しなければならないのです。

そして、その顎の骨の正常な発達は、歯が生える前の、生まれた瞬間から始まっているのです。

0歳児からの歯育ての重要性が、ここにあります。

-1歳から1歳

哺乳で「歯育て」の歯並び予防ができる

顎の骨を大きく育てるために

歯は顎の骨である歯槽骨の上に並ぶので、ここが小さいとすべての歯が並びきれず、永久歯がそろう頃に「歯列不正」（歯並びが悪いこと）になってしまいます。そこで0歳から顎の発達を促すことが重要になります。そのためには、どうしたらいいでしょうか。

骨は自然に発達するものと思う方もいるかもしれませんが、それは大間違いです。

骨は重力の刺激によって成長します。成長期にスポーツをすると骨が強くなるのは、運動によって骨に重力がかかるからです。例えば宇宙に浮かぶ宇宙船のような重力のないところで生まれ育つと、おそらく骨はほとんど成長しないでしょう。

骨の成長には、こうした物理的な運動刺激に加えて、栄養と睡眠が大切です。骨をつくる栄養は、カルシウムなどのミネラル分や骨の基幹となるたんぱく質です。そして成長ホルモンは就寝中に出るので、良質な睡眠が必要なのです。

通常、0歳の赤ちゃんの栄養や睡眠が不足することはありません。この時期の顎の骨の成長で問題になるのは、物理的な運動刺激です。

歯並びは、歯の大きさと顎の大きさのバランスで決まります。顎が大きくなると言っても、エラが張ったり、顎が大きければ、歯並びはよくなります。顎が大きくなると言っても、エラが張ったり、受け口になったりするわけではないので、安心してください。

顎は前方や、アーチが広がることで成長するので、顔にメリハリがつきます。彫の深い欧米人の顔立ちって素敵ですよね。上顎骨の成長は、顔立ちが平坦なアジア人にとってもキーになるのです。

おっぱいを飲むときの唇と舌の動きが大事

赤ちゃんの顎、とくに上顎《うわあご》に物理的な運動刺激を与えるものは哺乳です。

赤ちゃんが乳を吸う行為こそ、顎の骨、とくに上顎の骨を発達させる刺激になります。

おっぱいを力いっぱい吸うことは、歯が生える前段階のきわめて重要な準備なのです。

赤ちゃんにとって授乳は命綱です。お腹が空けば、その命綱を逃してなるものかと、一生懸命にちゅうちゅう吸いつきます。それがお母さんの乳首ではなく哺乳瓶の先でも、同じことです。

乳首に吸いつくとき、赤ちゃんの唇や舌の筋肉は「ぎゅっぎゅっ」と収縮します。唇と舌でぎゅっぎゅっと乳首を絞って、出てきた乳汁をごっくんと飲み込みます。

ぎゅっぎゅっ、ごっくん、ぎゅっぎゅっ、ごっくん。赤ちゃんは生きのびるために、これを懸命にくり返しておっぱいに吸いつきます。

それは同時に、唇や舌の自然な「筋トレ」でもあるわけです。

「ぎゅっ」のときに、赤ちゃんは舌と上顎で乳首を思いっきり挟んで力を入れます。これが唇や舌を使う筋肉を発達させます。

実は骨の成長に欠かせない物理的な運動刺激は、筋肉の収縮によっても伝わっています。筋肉が力強く伸び縮みする力に耐えられるように、骨もしっかりと発達していくのです。

しっかりした「ぎゅっぎゅっ、ごっくん」を毎日何度もくり返す赤ちゃんは、自然に上顎の骨が成長していきます。そして3歳頃には0型の歯列になっていきます。やがて大人になれば自然に歯並びのきれいな、表情の魅力的な人になっているでしょう。

顎の成長、ポイントは「舌の位置」

このお口の筋トレをする際、最も大切なのは「舌の位置」です。

結論から先に言うと、赤ちゃんを「低位舌《ていいぜつ》」にさせないような授乳の仕方、さらに離乳食の与え方をしなければいけないということです。

低位舌というのは、舌の位置が低い状態です。舌というのは7つの筋肉でできているのですが、それらの筋肉が十分に発達せず（お年寄りの場合は加齢によって衰えるため）、舌が下がってしまっているのが低位舌です。このような人は、ものを飲み込むとき、舌で下の前歯を裏側から押しながら行っています。

読者のみなさんも、ちょっと試してみましょう。姿勢を正しくして、口を閉じて正面を見たとき、口の中で舌はどの位置にありますか？

● 正常な舌の位置と低位舌といわれる位置 ●

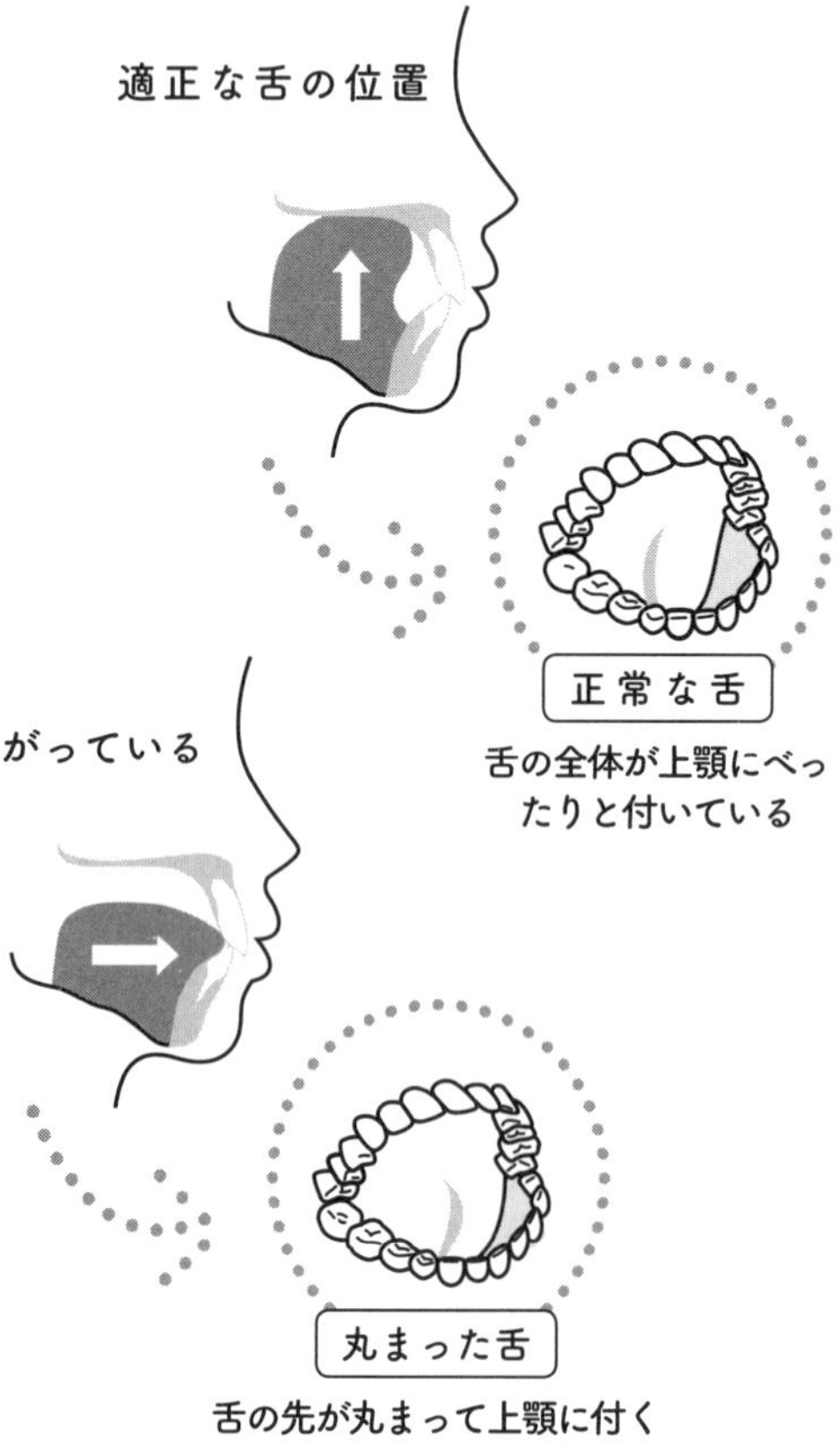

①舌の全体が上顎にべったりと付いている
②舌は上顎にまったく触れていない。前歯の後ろにあり、押している
③舌が前歯の裏側より下に付いている

正常な舌は、①です。けれど多くの人は、②の状態ではないかと思います。これは低位舌ではありませんが、奥のほうで舌が落ちてしまっているので、自然な舌の機能をすべて発揮できていないことになります。

問題は③で、これが低位舌です。

低位舌には、いいところまったくなし

生まれたての赤ちゃんの舌は、必ず上顎に付いています。ところが、授乳や離乳食の与え方がよくないと舌の力が発達しにくく、低位舌の状態になってしまうのです。低位舌の子はものを飲み込むとき、前歯を後ろから押し出すようにして飲み込みます。

嚥下回数は1日2000回ほどにもなりますから、そのたびに舌で歯を押すことになり、

口を開けっ放しにする口呼吸や上下の出っ歯を誘引します。また、小さい頃から低位舌やそれに近い状態になっていると、舌が上の顎の骨を押さないために刺激が不足し、上顎がうまく成長しません。このため、成長とともに歯並びや噛み合わせが悪くなっていきます。ひどくなると、ものを噛んでも上の歯が下の歯と合いません。これを「開咬《かいこう》」といいます。麺類をすすれない、串焼きを前歯でかじれない、揚げ物にかぶりついても衣しか食べられない、というようなことが起こります。

また、舌は正しい発音で言葉を話すという大切な役割を果たしていますが、低位舌の状態ではそれがうまくいきません。滑舌が悪く（舌足らず）、しっかりした発声もできなくなります。

低位舌は幼稚園くらいではっきりしてきますが、この時期はまだ見た目でわかるほど出っ歯にはなっていません。しかし口を開けて舌を上げてもらうと判別できます。低位舌でなければ、舌を上げる筋がはっきり立って見えるからです（38ページ参照）。

それがなく、舌をしっかり上げられない子は低位舌の危険があります。授乳や離乳食の与え方によっては、それを進行させてしまうこともあるのです。

乳房はしっかりと口に含ませて

では、子どもを低位舌にしない授乳の仕方、離乳食の与え方とはどういうものでしょう。まず授乳では、生まれたときからしっかりと乳首をくわえてぎゅっぎゅっと飲んでいれば、低位舌になることはありません。ただ浅く吸いつくのではなく、舌で乳首を巻き込み上側に押しつぶすような、舌が自然に上にいく飲み方をするからです。赤ちゃんが「ぎゅっぎゅっ、ごっくん」と、唇や舌をしっかりと使っておっぱいをくわえ込めるように、縦に抱っこして頭をしっかりと補助してあげましょう。

母乳の場合、両手できちんと赤ちゃんを抱き寄せて、乳首を唇にしっかりつけ、お口の奥まで深くくわえさせます。それによって赤ちゃんは、口全体の力を使うことができます。口先に乳首が入っているだけでは、口内全体で強く吸うことができません。

例えばスマホやテレビを見ながらの〃ながら授乳〃では赤ちゃんの口いっぱいに、しっかりと乳首を入れてあげにくくなります。SNSに夢中で、気がついたら赤ちゃんの口が乳房に届かないところでぱくぱくしていた、などということがないように注意しなければいけません。

たくさんおっぱいが出るお母さんは、乳首の先っぽが赤ちゃんの口に浅く入っているだけでも、おっぱいは与えられるかもしれません。

でも、それでは子育ても歯育ても不十分。

しっかりと抱き寄せて、赤ちゃんの目を見ながらおっぱいをあげる。赤ちゃんもお母さんの目を見ながら一生懸命にお母さんの乳房から出てくるおっぱいを飲む。母子関係を育む基本のスキンシップは、子どもの歯を正しく育てることにもつながっています。

哺乳瓶の乳首は成長にあった新品のものを

母乳が出ないと悩むお母さんもいますが、悲観したり劣等感を感じることはありません。ミルクによる授乳でも同じ効果はあります。

今の哺乳瓶は、赤ちゃんがしっかり唇と舌を使って飲めるように考えた設計をされています。しっかり抱っこしてミルクを与えてください。

ただし、哺乳瓶での授乳では、乳首をこまめに交換することを忘れないでください。

赤ちゃんがミルクを吸う力は意外に強く、長く使うと劣化したり哺乳瓶の吸い口が切れて穴が大きくなることもあります。逆さにしただけでダーッとミルクが垂れてしまうような吸い口では、唇や舌に強く力を入れてぎゅっぎゅっと吸いつかなくても楽に飲めてしまうので、口を使うトレーニングにならないのです。もちろん、上の子のお古を下のお子さんに……というのもやめましょう。

哺乳瓶は、吸い口の部分だけ別売りで市販されています。穴の大きさ、乳首の吸い口の大きさなど、発育に合わせてこまめに新調してあげましょう。

また選ぶ際には「早く飲んでくれるように」と、穴の大きな乳首を選ぶのではなく、月齢に合わせて適正なものを購入しましょう。

授乳は歯育てのための大切な時間です。決して早く終わらせるための作業にしてはいけません。

指しゃぶりやタオル噛みの習慣に要注意

赤ちゃんは、少しずついろいろなことを覚えていきます。将来の歯並びのことを考えた歯育てでは、注意したいこともあります。

歯が生え始める頃になって「指しゃぶり」や「タオル噛み」といったクセが残っていると、乳歯の歯並びに悪影響を及ぼすことがあります。クセというのはなかなかしつこいもので、いったん身に付いてしまうとなかなかやめさせられません。できればこうした習慣が付かないように気をつけてあげましょう。

「じゃあ、代わりに市販のおしゃぶりを与えたらどうかしら」

そう考えるお母さんは多いのですが、これはおしゃぶりをいつも口にするクセにつながってしまいます。やめておきましょう。

手当たりしだいになめるのは「よいこと」

赤ちゃんというのは、興味を持ったものを手当たりしだいに口に入れる生き物です。

とくに寝返りをしたりハイハイで移動できるようになると行動範囲が広がり、目の前にあるものはすぐに手に取って口にします。口元に何か物を近づけてあげると、必死にそれに口を寄せてきたりします。

これは、赤ちゃんは口に入れてなめることでそれが何かを判断しているからだと言われています。口腔内の粘膜というのはそれほど敏感で、脳に直結した感覚を持っているのです。

乳児期に、このように手当たりしだいに口に入れて確認することをくり返していると内臓の感覚が鋭くなり、人間らしい情緒や心、あるいは言葉の感覚などが正常に育つという説もあります。親御さんにとっては、「ばい菌が汚い」と抵抗を感じる行為ですが、子どもの成長には欠かせないプロセス。まだまだ目や耳からの情報のストックがない赤ちゃんにとって、大切な感覚トレーニングなのです。皮膚感覚、粘膜の感覚、視覚や聴覚などの五感は、この時期に十分に育まれなければならないものです。赤ちゃんがやりたいことはできるだけさせてあげましょう。

けれど、自分の指をしゃぶる、よだれかけなどいつも目の前にあるものを噛む、といったことをクセにしてしまうのは、将来の歯並びのためにはよくありません。環境や行動に十分注意してあげることが大切です（88ページ参照）。

-1歳から1歳

離乳食でも「歯育て」の歯並び予防ができる

低位舌になりやすい離乳食の与え方

生後5～6カ月頃になると、授乳と並行して離乳食が始まります。

離乳食は天然素材のものを薄味で、など、食材や調理法にいろいろな注意点がありますが、歯育てを考える上での重要な点もあります。授乳と同様に、低位舌にならない食べ方で離乳食を与えなければなりません。それが将来の歯並びはもちろん、発話や全身的な健康にも関わってきます。

赤ちゃんが離乳食を食べるようになると、親はうれしいものです。美味しそうに食べて「もっと」というしぐさをされたらたまりません。スプーンはどんどん赤ちゃんのお口へ進むでしょう。

でも、ちょっと待ってください。それでは低位舌になりやすい離乳食の与え方になっているかもしれません。離乳食をのせたスプーンを次々と赤ちゃんの口の奥まで押し込むような与え方になっていませんか。忙しいお母さんが早く食事を終わらせたいときにも見られがちな食べさせ方ですが、これはよくありません。

食べることに慣れていない赤ちゃんが食べやすいようにとスプーンを奥の方まで入れてしまうと、赤ちゃん自身が自分から「食べる」という積極的な行為が起きなくなってしまいます。

世界三大珍味である高級食材フォアグラは、アヒルに無理やり高カロリーの餌を与えて肥大化させた肝臓ですが、そこにはアヒルの「食べたい」という意志などありません。私はこの食べさせ方を見ると、その飼育光景を思い浮かべてしまいます。

歯育てでは、この与え方は危険信号です。赤ちゃん自身が自分で舌を使って食べものを奥に送り、のみ込む動作をせずに食事が進むと、舌の力がつかず、低位舌になりやすいのです。

離乳食には栄養補給だけでなく、赤ちゃんが自分で食べるためのトレーニングの役割もあります。その大切なチャンスをきちんと生かす与え方をしましょう。

歯並び予防ができる、正しい離乳食の与え方

そこで、正しい離乳食の与え方を知っておきましょう。まず食べものをスプーンにのせたら、赤ちゃんの目の前まで持っていきよく見せてあげてください。このとき時間短縮のためにと、一口の量が多くならないよう気をつけます。

いい匂いがすると赤ちゃんは本能的に食べたくなって、口を開け、唇を前に出して目の前の食べものを獲得しようとします。

そうしたら、ゆっくりとスプーンを下唇の先まで進めてあげてください。赤ちゃんの顔はしっかり正面を向いている状態です。

赤ちゃんは食べものをよく見て、上唇と下唇を使ってしっかりと口の中に入れようとします。

口に入った少量の離乳食は、そこから舌の動きで順に口の奥へ送られ、最後にいちばん奥で「ごっくん」となります。

このプロセスではまず赤ちゃんは食べものを目で見て、どのくらい口を開ければいいいか

● 離乳食の与え方 ●

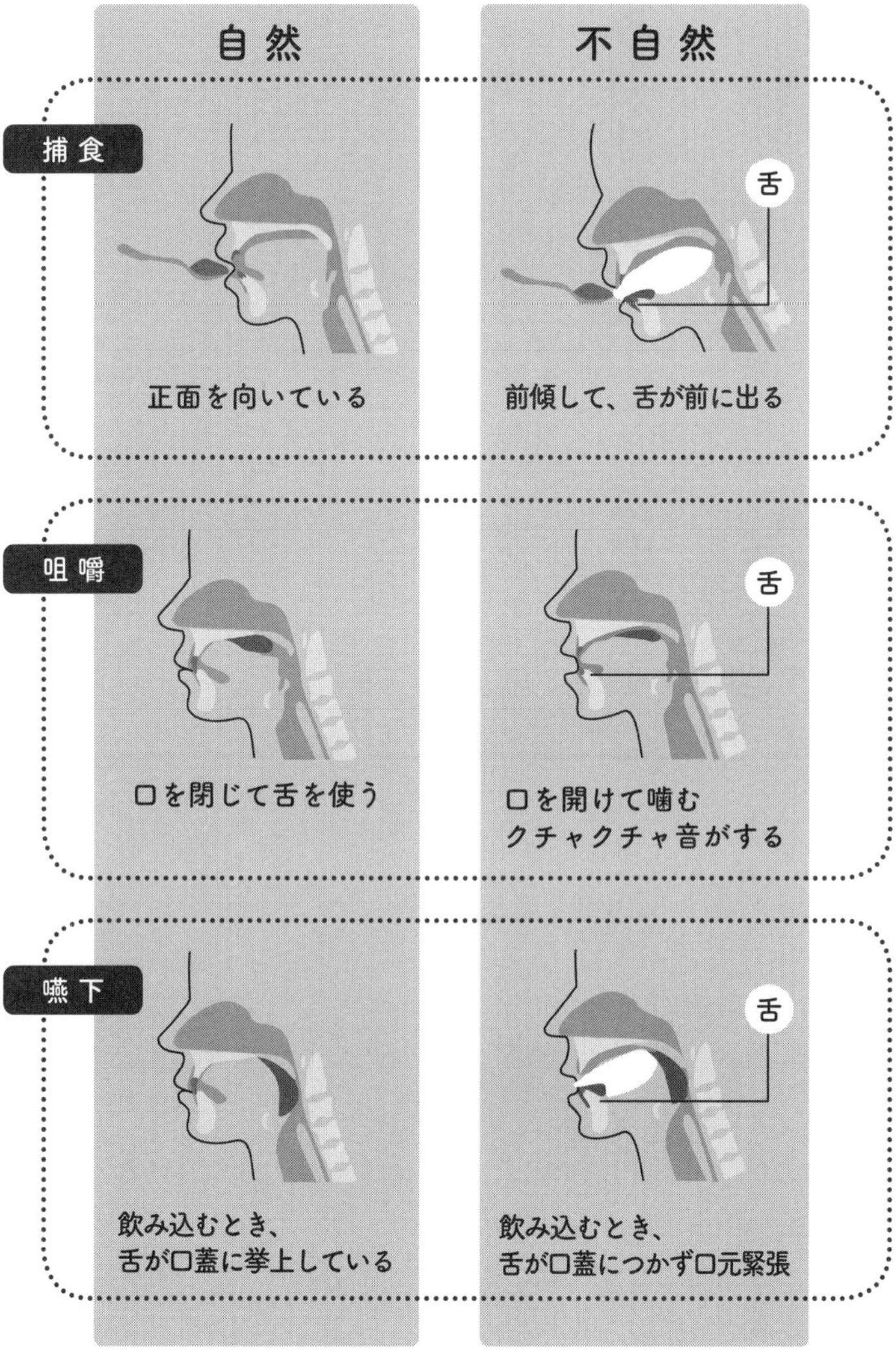
自然
不自然
捕食
舌
正面を向いている
前傾して、舌が前に出る
咀嚼
舌
口を閉じて舌を使う
口を開けて噛む
クチャクチャ音がする
嚥下
舌
飲み込むとき、
舌が口蓋に挙上している
飲み込むとき、
舌が口蓋につかず口元緊張

を判断します。そして、食べものを唇でとらえ、硬さを認識します。さらに舌と上顎でつぶすようにして味わい、奥へ送り、飲み込むのです。

これが食べるということの訓練になっているわけです。

赤ちゃんは離乳食を食べるたびに、口を開ける、唇で取る、舌と上顎で食べものをつぶし、奥へ送って飲み込むという一連の動作を行います。

それによって唇や舌の筋肉は正常に発達し、同時に歯の生える場所となる上顎を十分に刺激し発達させます。

離乳食は毎日のくり返しですが、授乳同様、作業にしてはいけません。赤ちゃんの食べるトレーニングを見守るつもりで、ていねいに時間をかけて行ってください。

「飲み物はストローで」は要注意

離乳食が始まる少し前から、哺乳瓶でなくストロー付きのマグで飲み物を与えるようになると思います。中身をこぼさないし、赤ちゃんも飲みやすいので便利ではあるのですが、この「飲みやすい」ところに落とし穴があります。

ストローを使うということは、口の奥に入れたストローから吸い込んだ水分が落ちてきてそれを飲む、ということです。意識して飲んでみればわかりますが、これだと舌をほとんど使わずに飲めてしまうのです。

ストローに慣れてしまうと、口の中に入ってきたものを、舌を上に動かすことによって嚥下するという飲み込みの動きが必要なくなるため、その力が衰えてしまい、低位舌になりやすいのです。

ストローはなるべく使わないように心がけ、どうしても使う場合には、できるだけ短いストローで、あまり口の奥まで入れずに飲むやり方を身に付けてあげましょう。

Part 2

1歳から3歳

むし歯になるか、ならないかは、3歳までの過ごし方が大切

1歳から3歳

どうしてむし歯になるの？

無限の可能性を秘めた子どもたち

子どもたちの将来には無限の可能性があります。

どんなに大きな夢を描くこともできる若さがあります。いい笑顔ですくすく育っていければ、社会に貢献できる魅力的な人になっていくでしょう。そして、自分らしい幸福な人生を過ごしていくことができます。

歯科医院はそのための子育てに役立つことができると考えています。それは歯並びのよい、むし歯のない、健康的な笑顔を育てていく歯育てのお手伝いです。

乳歯が生え始めた1歳から、歯育てのむし歯予防が本格的に始まります。この先は、むし歯にならない生活をいかに習慣にできるかがポイントです。

これは、親御さんがお子さんとどのように関わっていくかで決まります。

「ウチの子はぜったいにむし歯になんかさせない」

そう考えて、乳歯が生え始める頃から毎日の仕上げ磨きを欠かさない、本人のハミガキ習慣もしっかり身に付けさせる、そんな親御さんは増えてきていると感じます。

そのおかげで子どもたちのむし歯も、とても少なくなっています。下のグラフのように、1984年に小学校6年生で平均5本あったむし歯は、2014年にはたった1本まで減りました。

これは親御さんや本人の意識が変わっ

● 12歳の永久歯の一人当たり平均むし歯（う歯）等数 ●
（処置歯と未処置歯、喪失歯の合計数）

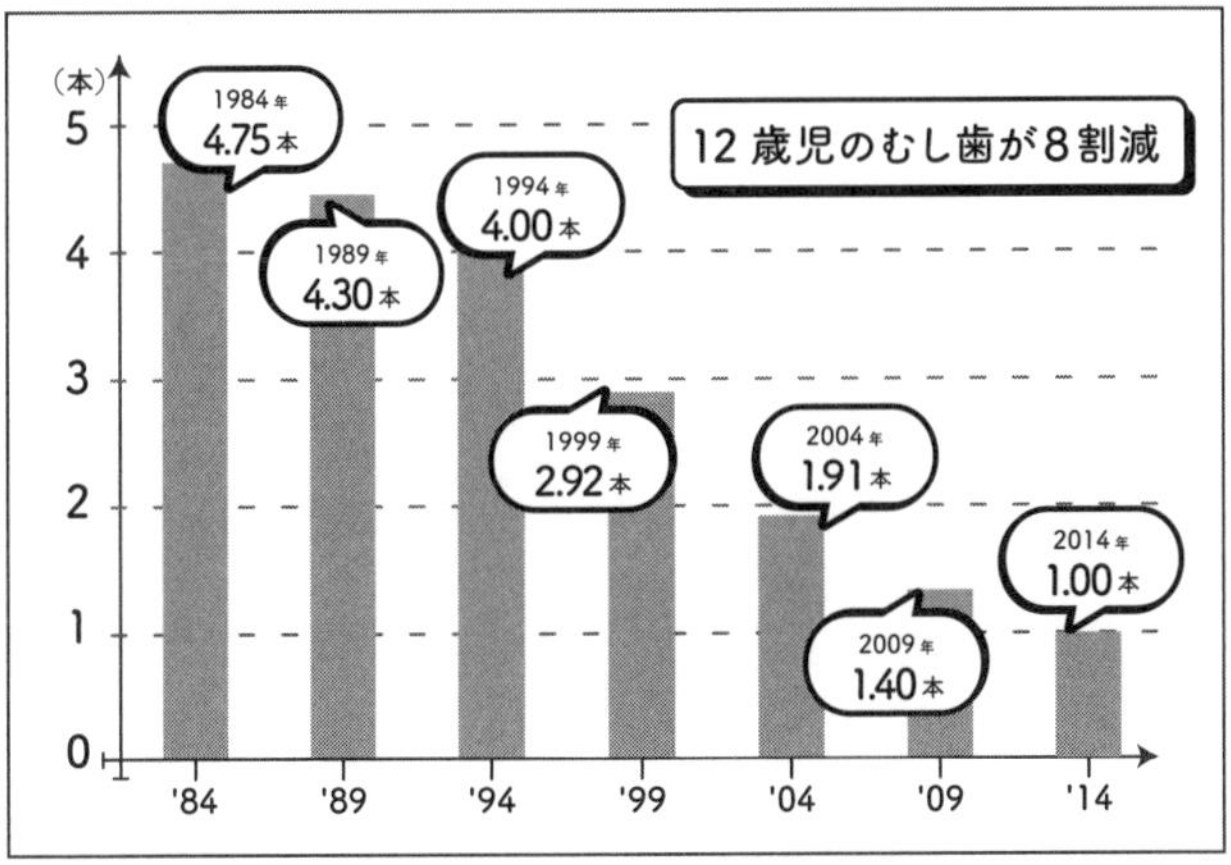

出典：学校保健統計調査

てきたことに加え、歯科医院が従来の「むし歯を削って治すのが仕事」という常識を捨てて変革を重ねてきた結果でもあると、手前みそながら考えています。

けれど、油断は大敵です。大事なお子さんの歯をむし歯にしないために、親御さんこそが必要な知識を十分に理解しておきましょう。

Part2では、生え始めた乳歯のむし歯予防を中心にお伝えしていきましょう。

むし歯をつくる3つの条件

むし歯予防は、むし歯がなぜできるのかを理解しておくことから始まります。

むし歯ができる条件は大きく分けて3つあります。

この3つが重なると、むし歯が発生します。

言いかえれば、この3つの条件のうち1つでも満たさなければむし歯にはならない、ということです。

● むし歯のできる条件 ●

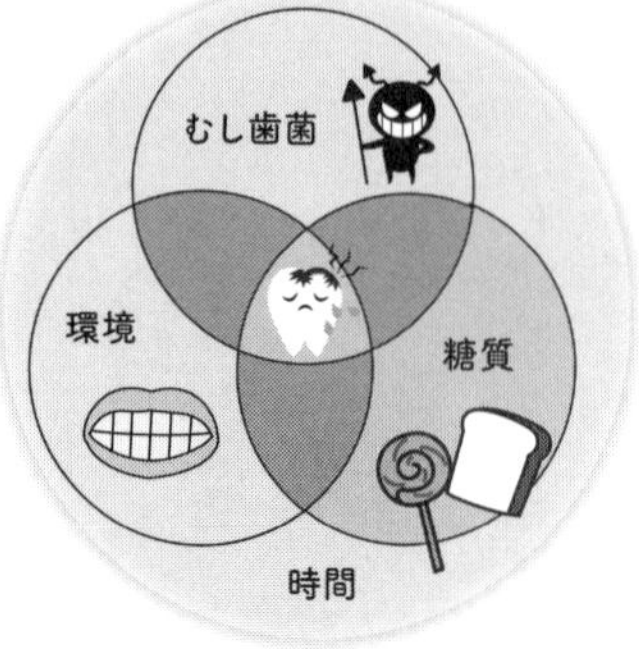

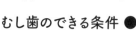

これが予防の参考になります。

3つの条件をみていきましょう。

むし歯の条件① むし歯菌が増殖している

歯や歯茎のすみに棲息して増殖するむし歯菌。むし歯はこの菌が出す酸によってエナメル質が溶かされて起こります。やがてエナメル質の下にある象牙質、その下にある歯髄、さらに神経まで菌によって侵されてしまいます。むし歯はどんどんひどくなっていきます。

このむし歯菌さえいなければむし歯にはなりません。

しかし無菌室ででも暮らさないかぎり、口の中に必ずむし歯菌はいます。どんなにていねいに正しいハミガキを続けても、歯科医院できれいにしてもらっていても、むし歯菌をゼロにすることは不可能なのです。

むし歯の条件② 栄養（糖質）がある

むし歯菌がいちばん好きな栄養は糖分です。甘いお菓子だけでなくご飯やパンなど炭水化物（糖質）の多い食べもののカスも大好物です。こういうものが歯のすきまに残っている

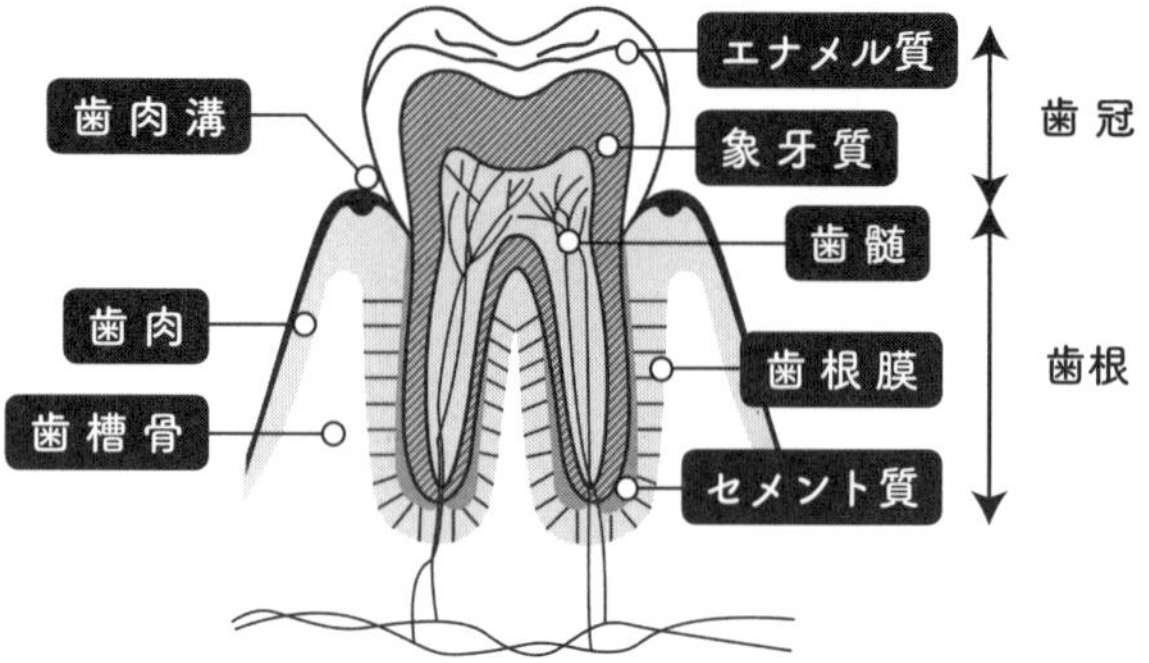

と、むし歯菌はそれをエサにどんどん増殖します。

しかし、糖質は野菜にも含まれており、まったく口にしない生活はできません。どんなに甘いものを制限しても口の中に糖質が残る可能性はあります。

むし歯の条件③ むし歯菌に快適な環境がある

むし歯菌は人の体温くらいの温度で湿った場所がいちばん好きです。口の中はいつも唾液で濡れていますから、むし歯菌には好都合です。

さらに空気に触れないような狭いところも大好きです。歯並びが悪かったり、小さなむし歯ができて少し穴が開いたりすると、そこはむし歯菌の快適な棲み家になります。

なぜ「最低1日1回はハミガキを」と言われるのか？

つまり、口の中はむし歯菌にとって格好の「増殖場所」なのです。そして、その条件を完全に排除することは難しい、ということです。どんな人でも、ハミガキも何もしないで暮らしていれば確実にむし歯ができます。

したがってむし歯や歯周病の予防は、毎日継続して行わなければならない、ほかに簡単な方法はない、ということになります。

では、どのくらいハミガキをしないとむし歯になるのでしょう。

むし歯は、むし歯菌が繁殖して「バイオフィルム」と呼ばれるヌルヌルの膜をつくり、その中で歯を溶かす酸を出すことで発生します。むし歯菌がその状態になるまでに必要な時間は、だいたい48時間くらいと言われています。

バイオフィルムという棲み家の中でむし歯菌が出す酸に、歯の表面がさらされ続けていると、エナメル質が溶かされて小さな穴が開いてきます。これがむし歯ですが、その状態になるまでにだいたい1～2週間以上はかかります。

「なんだ、ハミガキしなくても2週間はむし歯にならないのか」

そんなふうに考えるのは大間違いです。ヌルヌルのバイオフィルムは、歯の平らなところならしつこくブラッシングすれば取れますが、すきまの部分ではハブラシが届いたとしても一掃することはできません。2週間も放置すれば、磨き残しのバイオフィルムでむし歯菌は増殖し続けます。

ですから大事なのは、むし歯菌にバイオフィルムをつくらせない、ということです。バイオフィルムは丸2日でできてしまうため、やはり最低でも1日1回はしっかりと磨くことが必要なのです。

バイオフィルムは歯の再石灰化も邪魔する

バイオフィルムをつくらせないことが大事なのは、むし歯菌の棲み家だからだけではありません。バイオフィルムは、歯がむし歯になるのを自ら防ぐ「再石灰化」を邪魔するものでもあるのです。

むし歯菌の出す酸によって歯のエナメル質が溶かされることを、専門的には「脱灰《だっかい》」と

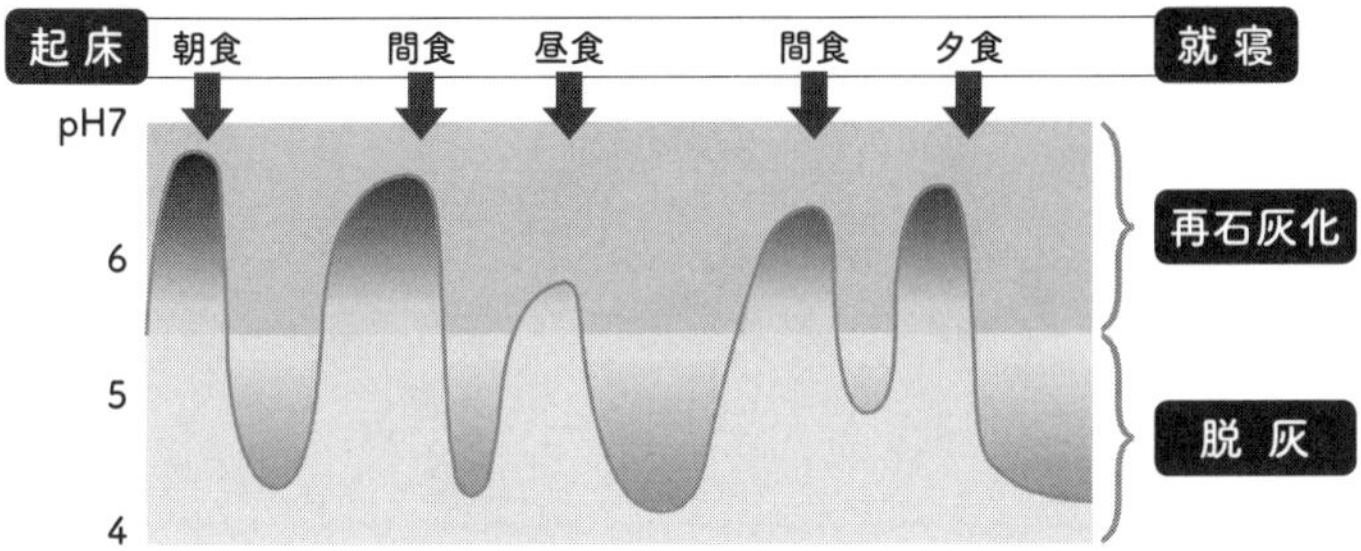

いいます。

人間の体というのはうまくできているもので、脱灰によって溶かされた部分の歯はすぐに自然に修復されます。それが「再石灰化」です。

再石灰化とは、唾液に含まれるリン酸、カルシウムなどの成分が歯を溶かすむし歯菌の酸を中和し、溶けたエナメル質を修復することです。

しかしむし歯菌がいなくなるわけではないので、すぐに糖質をエサに増え再び脱灰が起こります。するとまた再石灰化が起こります。

上の図のように、口腔内でこの脱灰→再石灰化のくり返しを維持できていれば、むし歯にはなりません。そのために毎日のハミガキを必要とします。

ハミガキが1日おき、2日おきになってしまう日が続くと、むし歯菌は部分的に増殖してバイオフィルムの膜をつ

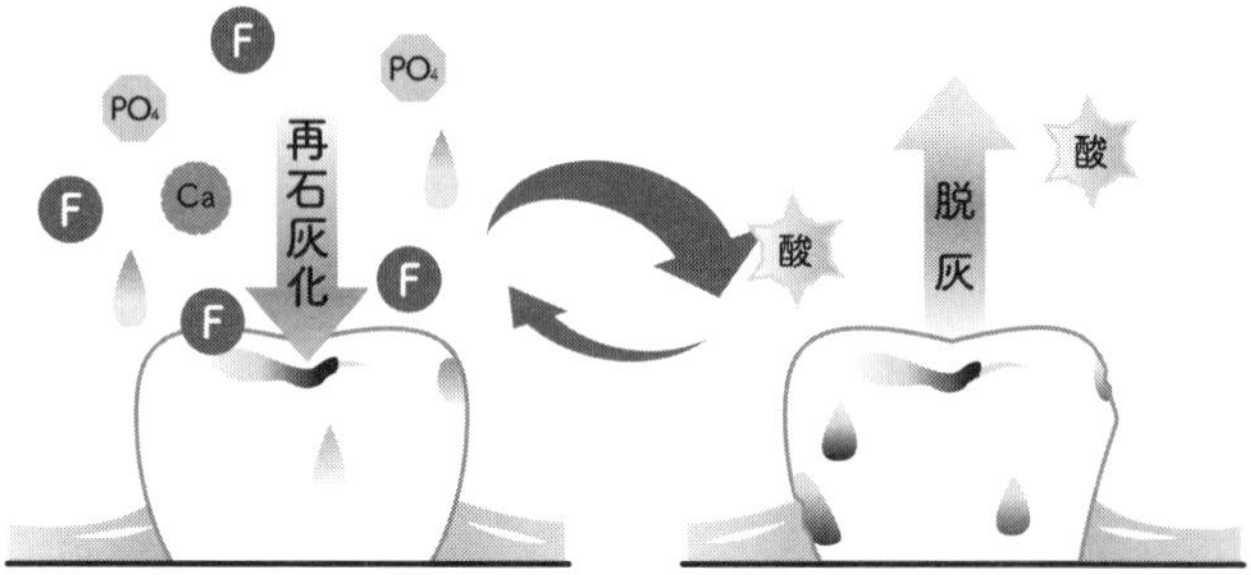

くります。

これはむし歯菌を守る膜となり、唾液が持つむし歯予防の機能もガードしてしまいます。そうなると再石灰化は起こらず、脱灰のみがくり返され、むし歯になっていきます。

再石灰化を促すためにもバイオフィルムをつくらないようにすることはとても重要なのです。

むし歯予防

1歳から3歳

わが子をむし歯にしないために親御さんができること

「感染の窓」の1年間、とくに要注意！

Part1で、お母さんの口にいるむし歯菌は必ず赤ちゃんに移るから、出産前に口腔ケアをしましょう、とお話ししました。

生まれたばかりの赤ちゃんにはむし歯菌がゼロで、そこから少しずつ増えてくるわけですが、そのとき最も危険なのがお母さんの口からの母子感染です。これをできるだけ起こさないようにすることがとても重要です。

むし歯菌の母子感染には起こりやすい時期というものが

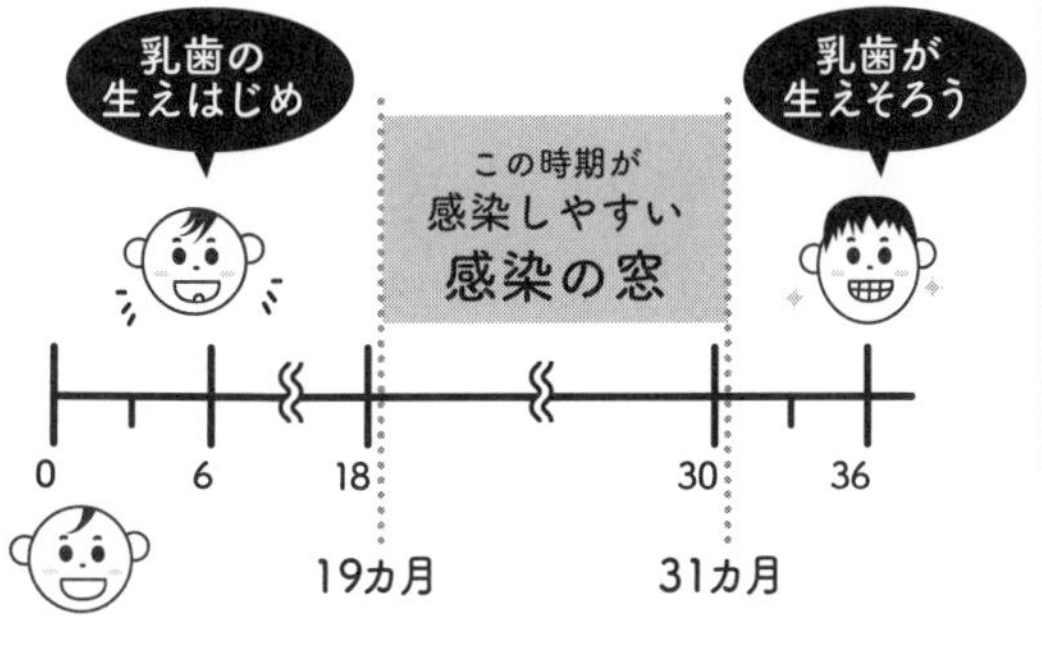

あります。「感染の窓」と言われている、1歳半から2歳半までの乳歯が次々と生えてくる1年間です。

この時期は形が複雑な乳臼歯（奥歯）が増えてくるため、むし歯菌の棲み家も増えてきます。むし歯ができやすい最初の時期でもあるわけです。

お母さんだけがどれほどがんばって口腔ケアを続けていても、むし歯菌がゼロになることはありません。「感染の窓」の1年間は、お母さんはもちろん、お父さんやほかのご家族もそろって、赤ちゃんにむし歯菌が移らないように注意しましょう。

むし歯予防の歯育て、最初の4カ条

「感染の窓」の時期を無事に乗り越えるために次のようなことに気をつけます。

①離乳食の食べさせ方

離乳食をあげるとき、熱いとついロでフーフーします。しかしそのとき、その人の唾液が食べものに移ります。目に見えないくらいの微量ですが、大人の口には通常、数十億のむし歯菌がひそんでいると言われますから、その微量の唾液の中にもおびただしい数のむし歯菌がいるのです。冷ますときはフーフーは禁物です。ゆっくりと自然に冷まし、少しずつ食べさせましょう。

もちろん、うっかり大人が使ったスプーンを使わないように心がけます。大きめの食べものを大人が口の中で噛んでから与えるなどは、言語道断です。

②ハミガキのコップは専用のものを

「感染の窓」の時期は、ちょうどハミガキを覚える時期でもあります。お子さんが最後にブクブクをするときに使うコップは、ていねいに洗浄したものか、その子専用のものにしましょう。

③スキンシップは、ほどほどに

食べちゃいたいくらいかわいい赤ちゃんのほっぺ、唇にチュッなんてスキンシップも多い時期。でもこのときむし歯菌が移りやすいことをお忘れなく。過剰なコミュニケーションは感染の元です。

④お母さんの口腔衛生をしっかり

お母さんの口がたくさんの歯周病菌やむし歯菌にまみれているようでは、母子感染のリスクはいっそう高まります。普段から口腔衛生に気をつかい、とくにこの時期は赤ちゃんと身近に接する前には口をゆすぐなど注意を払いましょう。歯科医院で定期的に歯のクリーニングを受けることもお勧めです。

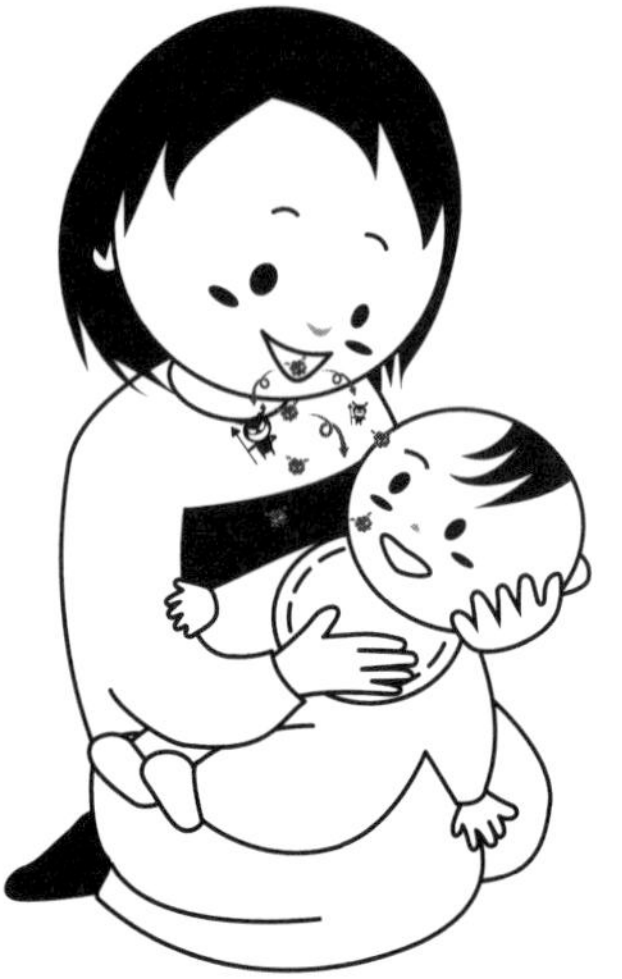

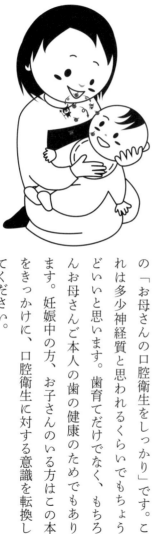

このなかで最も気をつかってほしいのが④の「お母さんの口腔衛生をしっかり」です。これは多少神経質と思われるくらいでもちょうどいいと思います。歯育てだけでなく、もちろんお母さんご本人の歯の健康のためでもあります。妊娠中の方、お子さんのいる方はこの本をきっかけに、口腔衛生に対する意識を転換してください。

とはいえ、むし歯菌というのは日常的に人々の間を行ったり来たりしているものです。それを完全に遮断することは不可能ですから、神経質になりすぎないことも大事です。これらを念頭に、「感染の完全防止は困難だから、できる限り注意しよう」というくらいの気持ちでのぞんでいただきたいと思います。

3歳になったら唾液検査をしよう

私たちの歯科医院はこの時期の子に、唾液検査をお勧めしています。なぜなら唾液の質は人さまざまで、その質によってむし歯になりやすい、なりにくいの差があるからです。同じように甘いものをパクパク食べて同じようなハミガキの仕方をしているのに、Aくんはむし歯がほとんどなく、Bくんはむし歯だらけ、ということがよくあります。これは唾液の質や量に差があるからです。

誰でも口内にむし歯菌はありますが、むし歯になりやすい人は唾液の酸性度が高いなどの条件がそろっているのです。

ですから、唾液の状態を調べることによって、その人が今後どのようなことに注意すれば効果的にむし歯が予防できるかわかります。むし歯予防の答えは、一人ひとりの唾液の中にかくされているのです。

唾液の役割には次のようなものがあります。

①自浄作用…歯の表面や歯と歯の間についた食べカスや、プラーク（歯垢）を洗い流す。
②抗菌作用…抗菌作用を持つ成分が、口腔内の菌の繁殖を抑える。
③pH緩衝作用…むし歯になりやすい酸性に傾いている口内のpHを酸性から中和させ、むし歯を防ぐ。
④再石灰化作用…むし歯菌の出す酸によって溶けた（脱灰した）歯の表面を修復（再石灰化）し、むし歯を防ぐ。
⑤消化作用…消化酵素（アミラーゼ）がデンプンを分解し、消化しやすくする。
⑥粘膜保護・潤滑作用…粘性のあるムチンが粘膜を保護し、発声をスムーズにする。
⑦溶解・凝集作用…味に関わり、食べものを噛み砕いたり飲み込んだりしやすい形にする。
⑧粘膜修復作用…上皮成長因子と神経成長因子が口の中の傷を修復する。

①〜④は、とくにむし歯予防に重要なものです。唾液の質、量、出方によって歯の再石

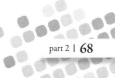

灰化は大きく異なり、再石灰化を促しやすい状態なら、むし歯になりにくいのです。唾液検査をすることで、自分の唾液の機能を把握することができます。

唾液の質が教えるベストなケア

唾液の質には、多くの情報が含まれています。酸性度や唾液のｐＨを正常内に保つ唾液緩衝能の働き、白血球やタンパク質の数値、アンモニアの含有状況もわかります。そこから、ベストなホームケアの計画も立てることができるのです。

例えば唾液の酸性度が高い子は、生まれつき歯が溶けやすい口内環境なわけですから、よく使われているフッ素を配合したシーラントをお勧めしていきます（１０２ページ参照）。白血球が多いのは歯茎に細菌や異物などが増殖していて、その防御作用の場合だと考えられます。また、タンパク質の増加はバイオフィルムが取りきれないために起こることが多いと推察できます。これらが見られる場合は歯周ポケットをきれいに洗浄するなどの措置をとります。またアンモニア含有状況の確認は、口臭のスクリーニング検査の役割をします。

このような、多項目のチェックが短時間でできるのが、唾液検査の長所なのです。

3歳になったら、むし歯予防のために、まずは唾液検査を行いましょう。この検査は味のしないガムを噛んで、唾液を出してもらうだけでできます。唾液の量、むし歯菌の量、むし歯菌の酸を中和する力などがわかります。とくにこれまでむし歯で苦労された方には、ぜひお勧めします。そして継続的な検査で状態を把握し、歯科医院と二人三脚で管理していくことが大切です。

「3歳まで」が、むし歯予防で大切な時期

なぜ3歳までに唾液検査が必要なのか、というと、3歳までがむし歯予防において、ひとつの節目になっているからです。

「感染の窓」から3歳頃まではむし歯菌が定着しやすい時期になります。できてしまったむし歯は取り返しがつきません。むし歯になりにくい環境づくりをし、しっかりコントロールすることが必要です。

この時期は保育園や幼稚園に入園する時期です。それまでに、舌や唇、歯のための大切

な習慣を身に付けておくことが大切です。「三つ子の魂、百まで」というように、この時期に身に付けた習慣は、お子さんの人生において宝物になるでしょう。日々のむし歯コントロールが楽になり、一生にわたりむし歯になりにくい大人に成長します。

3歳までにハミガキはもちろん、親御さんの正しい仕上げ磨きがしっかり習慣化されていることが大切です。

子どもたちは体も心もどんどん成長しますから、4、5歳になってから「歯育てしなきゃ」とばかりにお小言をくり返すと、かえって反発することもあります。遊びながら素直に行動する3歳までに、上手にむし歯予防の基本を伝えていくことが、第一のステップなのです。

そこで次ページから「むし歯予防の基本的な手だて」を解説していきましょう。

むし歯予防の基本①
ダラダラ食べはやめましょう

むし歯菌にとって快適な状況を長続きさせない

むし歯ができるまでには、ある程度の時間が必要です。むし歯にならずにいられるのは、ハミガキや唾液による再石灰化が、その時間を許さないからです。

つまりむし歯をつくらないためには、むし歯菌が活躍して増殖するような環境を長続きさせないことが大切なのです。

口の中をつねにいい衛生状態にしておき、むし歯菌にとって不都合な状況にすれば、おのずとむし歯にはなりにくくなります。

そのためには一人ひとりの生活環境、とくに食事や間食の習慣を見直すことが大切です。

例えば「むし歯にならないためには、甘いものは大敵」ということは多くの親御さんに浸透していいます。しかし同じ量の甘いものを食べても、むし歯になりやすい子となりにくい子がいます。そこには、唾液の質だけでなく食べ方にも違いがあります。

むし歯になりやすいのは、食事と食事のあいだに、だらだらといつも甘いものを口に入れる習慣がある子です。少量ずつでも、食べる回数が多いのです。一方で、食事のあとでデザートを食べたらもう間食はしない、という子はむし歯になりにくいのです。

なぜ、甘いものを食べる回数が多いとむし歯になりやすいのでしょう。

それは、再石灰化のために、〝食べものを口に入れない時間〟が必要だからです。

規則正しい食事とハミガキが基本

甘いものを食べるとむし歯菌が増殖し、それが出す酸によってエナメル質が溶かされていきます。

食べるのをやめると、今度は唾液成分が働き再石灰化が起こり、溶け始めたエナメル質が修復されます。この2つのバランスが保たれればむし歯にはなりません。

しかし、「さあ甘いものを食べ終わったから唾液による再石灰化が始まるぞ」というときに再び甘いものが口に入ってくれば、むし歯菌はさらに増殖します。

唾液の働きが機能する間がなく、再石灰化が追いつかなくなります。これではむし歯にまっしぐらです。

甘いものを食べた後は口内をきれいにして（できればハミガキして）、なるべく次の食事まで食べないこと。そして甘いジュースなどは、飲ませないようにしましょう。

乳幼児の頃から人工的な甘い飲みものに慣れてしまうと中毒のようになって、やめられなくなります。お子さんの健康と歯育てを考えるなら、できるだけ与えないようにするべきでしょう。

甘いお菓子だけでなく、食事も同じです。幼稚園に上がる前の乳幼児にありがちなのは、テーブルの上にずっと食べものが置いてあり、子どもは遊びながら気が向いたら食事をする、というような「遊び食べ」や「だらだら食べ」です。

このような食べ方は、甘いおやつをけじめなく食べることと同じで、むし歯リスクの高い生活習慣です。食事の時間はある程度に区切って、切り上げるクセをつけましょう。

またハミガキのタイミングは毎食後が理想ですが、就寝前と朝の2回を習慣にできればいいでしょう。

とくに就寝前のハミガキは、むし歯予防には有効です。寝ているあいだは唾液が少なくなり、またおしゃべりもせず口を閉じていますから、むし歯菌が暗躍する時間帯なのです。その前にしっかり口の中をきれいにしておくことが有効です。

母乳のお母さんは、夜間にむずがるとおっぱいを口にふくませて眠らせることがあるかもしれません。

しかし夜間授乳も、寝ているあいだのむし歯菌を増殖させる原因の1つです。成長のうえで必要のない時期にきたら、できればやめたい習慣です。

1歳から3歳

むし歯予防の基本②
仕上げ磨きを忘れずに

3歳までにハミガキ習慣をつけよう

むし歯予防の基本はハミガキですが、間違ったやり方をしていることがあります。子どもに正しいハミガキの習慣をつけてあげることは重要です。

正しいハミガキ習慣は、生活習慣の大切な1つです。食事を何時にどのようにとるか、いつ遊んでいつ寝るかなど、毎日の基本的な生活習慣は親御さんが一緒に生活をしながら教えていくしつけです。ハミガキ習慣も、そうしたしつけの一環なのです。

しつけは、親がお手本を示すことから子どもが覚えていきます。乳歯が生え始めたら、まずは親御さんが就寝前にハミガキをしてあげましょう。毎日同じ時間・タイミングでハミガキをして、3歳までに生活習慣として定着させることが大切です。それができていると、自分で磨くようになっても忘れずにしっかり磨けるようになります。3歳までが大事です。

この時期の「仕上げ磨き」のやり方

乳前歯（前歯の乳歯）が生えてきたら、仕上げ磨きのスタートです。まずは「ガーゼ磨き」がお勧めです。親御さんの人指し指にガーゼを巻き、ぬるま湯にぬらして赤ちゃんの歯をやさしく拭きます。

でも、お口の中に異物が入るのは、赤ちゃんにとって不快なもの。無理にこじあけたりせず、少しずつ慣らしていきましょう。

まだむし歯菌に感染していない可能性も高い時期ですが、ハミガキの習慣づけのためにも大切な行為です。

1歳から2歳くらいまでは、とくに上の前歯を入念に磨いてあげてください。2歳を過ぎると、乳臼歯（奥歯の乳歯）が生えてきます。乳臼歯の生え始めは歯の表面の構造が完成していません。歯肉がかぶっていることもありデコボコしていて汚れが溜まりやすいのです。
そこで歯が生えて顔をのぞかせたら、先のとがった専用ハブラシなどを使いましょう。磨き残しがないよう、ていねいに仕上げ磨きをすることを心がけます。

溝は狭いのでむし歯菌の隠れ家になりやすく、また食べカスが入り込みやすいところです。このためむし歯になりやすく、乳歯の奥歯はたいていこの溝からむし歯になります。

乳歯の構造

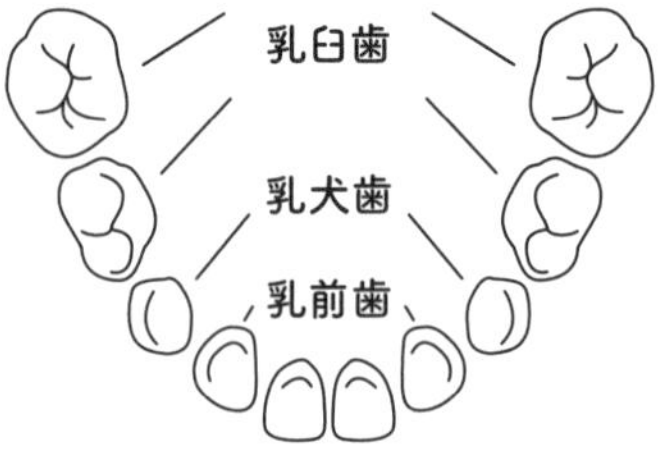

イヤイヤされない仕上げのしかた

仕上げ磨きのスタートでお子さんに不快な思いをさせてしまうと、「イヤイヤ」をするようになってしまいます。習慣づけの最初でつまずかないよう、楽しく、工夫しながら行いましょう。

ガーゼ磨きの段階でも赤ちゃん用のハブラシも用意しておいて、親御さんが磨くときに持たせてあげましょう。親御さんが歌いながら、にこにこ笑いかけながらハミガキをすれば、お子さんも楽しくなってきっと一緒にやりたくなるでしょう。

お人形さんや動物のぬいぐるみを利用して、仕上げ磨きのまねごとで遊ぶのもいいでしょう。ただし自分で磨くようになったら注意して見守ってください。ハブラシをくわえたまま歩くのは、転んだりすると危険です。

機嫌が悪くて、無理につかまえて仕上げ磨きをしたら大泣きされた、などとよく聞きますがハミガキを嫌がるようになりかねません。強硬に嫌がるときは、時間を置きましょう。

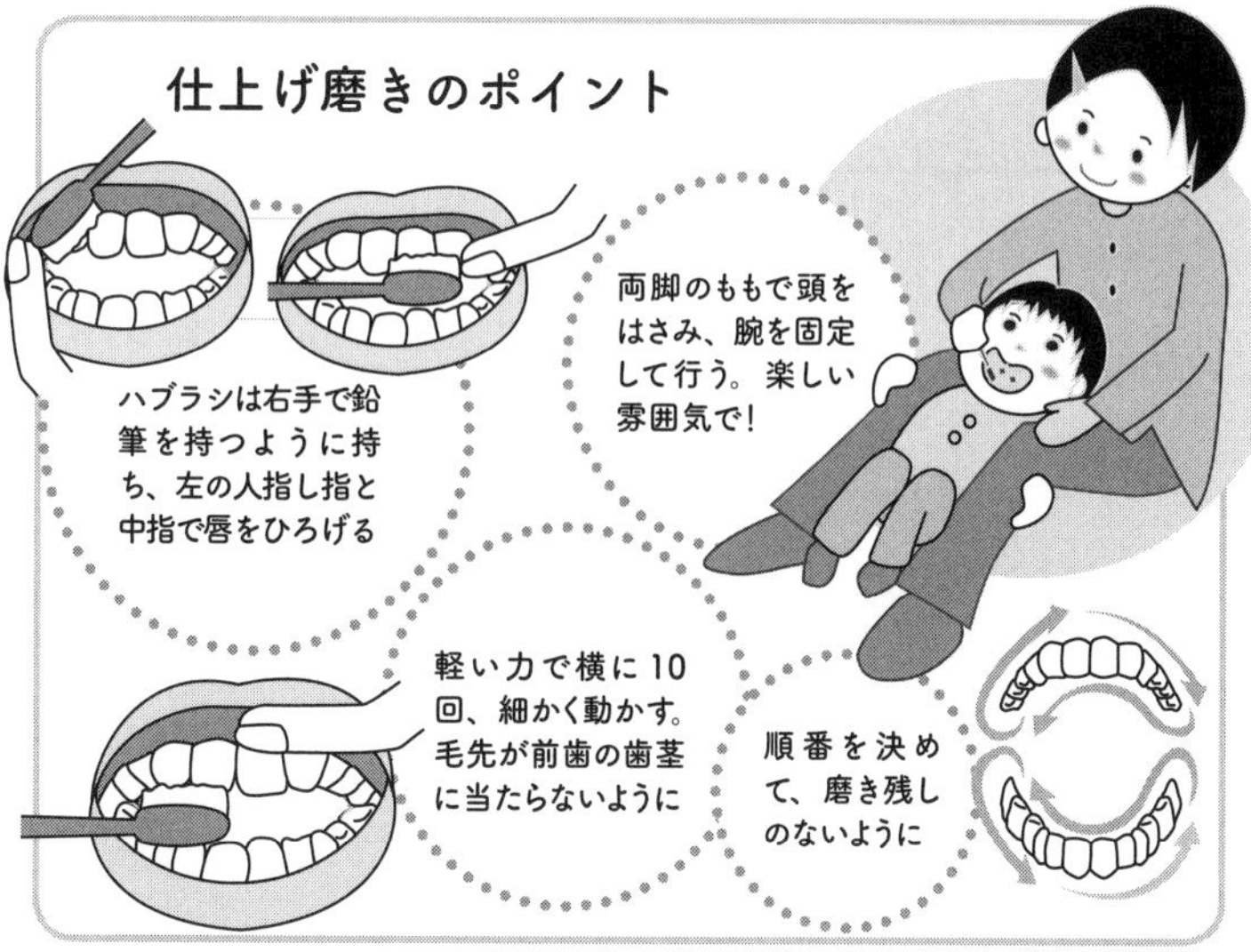
仕上げ磨きのポイント
ハブラシは右手で鉛筆を持つように持ち、左の人指し指と中指で唇をひろげる
両脚のももで頭をはさみ、腕を固定して行う。楽しい雰囲気で！
軽い力で横に10回、細かく動かす。毛先が前歯の歯茎に当たらないように
順番を決めて、磨き残しのないように

親も正しいハミガキを

正しいハミガキは、やり方を覚え、その気になってチャレンジして、ようやく身に付くようになるものです。

そのためには親自身が正しいハミガキを覚え、子どもにそれをやってみせて、伝えていかなければなりません。

次に挙げるのは、陥りやすい自己流の悪いハミガキのやり方です。このようなやり方をしている人は、直していきましょう。

①時短ハミガキはいけません

ハミガキ剤をハブラシにのせて、口の中で乱暴に歯をこすれば、1分もかからずすぐに泡が出てきます。その泡が出てきただけで、歯を磨いたという気持ちになってしまう人は意外に多いようです。これでは、口の中はサッパリするかもしれませんが、歯に付いた汚れはほとんど取れていません。

ハミガキは歯を1本1本磨くのが正しいやり方ですから、それなりの時間がかかります。せめて3分くらいは磨き続けましょう。

②横磨きはやめましょう

時短磨きの人は、同時に横磨きをしがちです。

横磨きとは歯を閉じた状態で、ハブラシの先を横に向けて奥につっ込み、そのまま素早く出し入れするようにゴシゴシする磨き方です。これを左右、何度かやったら終わり。歯と歯の間、歯と歯茎の間などを意識することもなく、歯の裏側はもちろん、歯の表面さえほとんど磨けていません。

このような、ハブラシを口から出し入れする横磨きは汚れが取り切れないため、むし歯予防にはなりません。1本ずつ、ハブラシの毛先を細かく振動させるように、縦（歯と歯の間）も横（歯と歯茎のすきま）もていねいに磨きましょう。

③ゴシゴシこすっても、意味なし

口の中をきれいにしたい気持ちは強いけれど、正しい磨き方を知らない、ということもあります。その場合にやってしまいがちなのが、力の入れすぎです。

ハブラシをよく観察してみてください。ブラシの部分は柔軟性があります。先端が細くなっているものも多いでしょう。これは歯と歯の間、歯と歯茎の間など、狭い部分にも入り込んで磨けるように設計されているのです。

ブラシを指に押しつければわかりますが、簡単に曲がって先端は横を向いてしまいます。ブラシを強く歯に押しつけて磨くと、汚れを取る先端の部分が横を向いてしまうので、せっかく狭い部分にも入り込めるようにつくられている先端が、肝心の歯の溝や歯間に届きません。

それどころか、あまりに強く激しく横磨きをしていると、歯の一部が欠けたり、歯茎を傷めたりします。強すぎるブラッシングが習慣になっている人は、歯や歯茎にトラブルを起こすことも少なくないのです。

ハブラシは力を入れず、軽く押し当てる程度が、最も効果的に汚れが取れます。

④ハブラシの毛先の広がりにご注意を

軽く押し当てる程度の力で、毛先をすき間に押し込んで細かく動かす。この正しいハミガキをしていても、ハブラシが役に立つものでなければきちんと磨けません。

ハブラシは、使ううちに毛先が少しずつ外側に広がっていきます。1カ月もたつと、ハブラシの柄の部分から外にはみ出すようになります。

こうなったらハブラシ交換の時期です。毛先が曲がっていると、先端が歯間や歯茎のすきまに入り込みにくくなり、きれいに磨けなくなります。

きちんと磨きたいなら、ハブラシを節約するべきではありません。

ハミガキリトミック教室で楽しみながら歯学教育を

私たちは、とにかく3歳までにハミガキの正しい習慣、さらに歯の衛生についての基本的な常識（口の中はいつもきれいでいるのがあたり前、少しでも汚れていると気持ち悪いという感覚）を身に付けていただくことを目的に、0〜4歳くらいの子どもたちとその親を対象に「ハミガキリトミック教室」を開催しています。むし歯予防の原点は、乳幼児の保護者教育だと私たちは考えているのです。

この教室の第1の目的は、正しいハミガキ習慣の獲得です。そして第2の目的は「感染

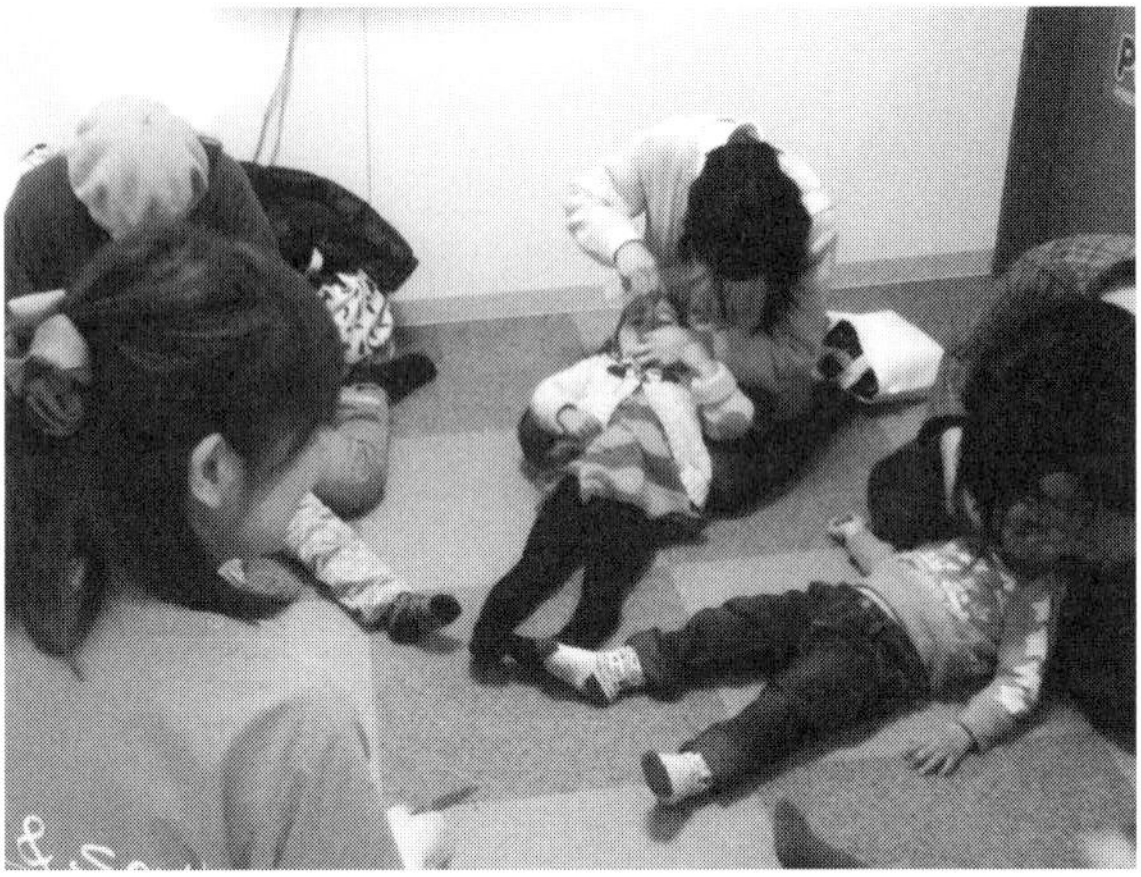

仕上げ磨きの練習風景

の窓」の時期を無事に乗り切るための知識の習得です。母子感染の予防やハミガキの重要性をはじめ、フッ素やキシリトールの効果、フロスの必要性などをくり返しお伝えしていきます。

楽しい音楽に合わせて歌を歌いながら一緒にハミガキをしてくれるのは、歯科衛生士さんや保育士さんです。

手遊び歌やお遊戯などをして遊んでから、紙芝居をつかって楽しくハミガキの仕方やむし歯予防のお話をします。

またハミガキだけではなく、日本の四季の特徴や風物詩などを教え、季節感も育てていきます。草花や虫、行事、生活様式など季節によって変化する事象をリズムに合わせて紹介します。くり返しながらも、子どもたちはもちろん、親御さんにとっても変化に富んだ飽きのこないプログラムで、継続して通ってもらうよう工夫しています。

このハミガキリトミック教室こそ、まさに私たちが考える歯学教育の第一歩なのです。

歯育ての経験がない、仕上げ磨きの仕方がわからない、という親御さんも、基本的なやり方を覚えることができます。

20分程度ですが、子どもたちは楽しく過ごしながら自然にハミガキ習慣が身に付きます。保険診療なので、気軽にたくさんの親子が仲良くハミガキにやって来ます。

歯並び予防

1歳から3歳

将来の歯並びが決まる時期。万全な準備をしておく

3歳の歯並びを見れば、その子の将来がわかる

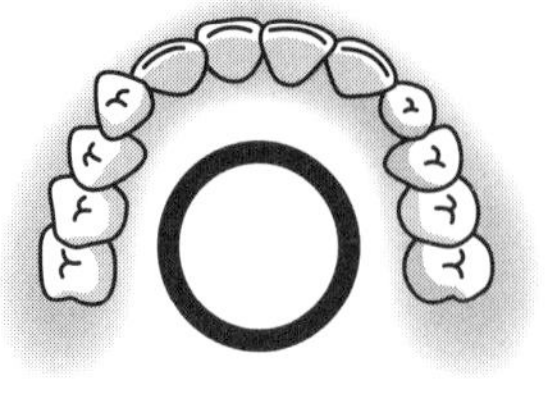

O型口蓋

子どもの歯並びに強い関心をもつ親御さんは増えてきましたが、歯並びは遺伝的なものと信じ込んで、もしも悪くなったら適切な矯正をするしか方法はない、と考える人が多いようです。

たしかに遺伝的な要因も少なくありませんが、生まれてからどのように育ったか、その成育環境も、その人の歯並びを決める要因になります。つまり悪い歯並びは、予防ができるということです。

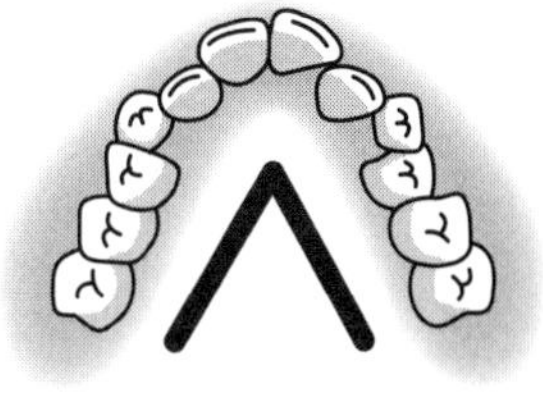

V字型口蓋

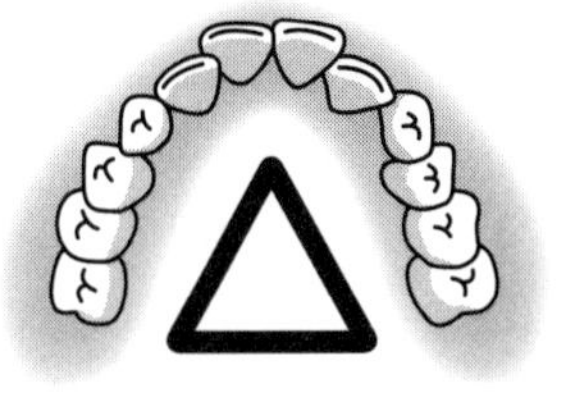

△型口蓋

生まれてからの成育環境による影響を少しでも小さく、できればなくしていくことが、歯育てにおいて親御さんにできる大切な役割です。

上のイラストは、3歳の子の上の歯です。それぞれ並び方が少し違うことがわかると思います。歯列（口蓋）の形が、右からO型、△型、V字型になっています。

この形の違いを見ることによって、その子の将来の歯並びのよしあしが判別できます。

最も歯並びが悪くなりやすいのは、開き方の狭いV字型です。これは「V字型歯列弓」といい、前歯が突出した不正歯列になる歯並びです。

△型はV字型ほどではなくとも、将来的に歯並びが心配な形です。

理想的なのはO型で、このように顎がひろびろと発達していれば歯並びが悪くなる心配は少なくなります。

このように3歳で将来の歯並びリスクに差が現れます。その理由は、顎顔面の成長発育は、6歳までで80％が終わってしまうからです。

したがって、生まれたときから少しでも顎、とくに上顎が大きく育つように意識することが大切なのです。これが0歳からの歯育てです。

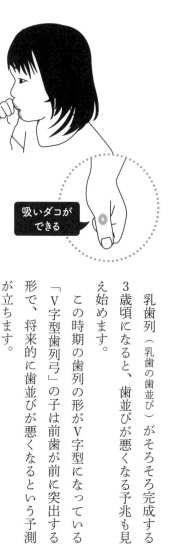

指しゃぶりやタオル噛みで出っ歯の危険

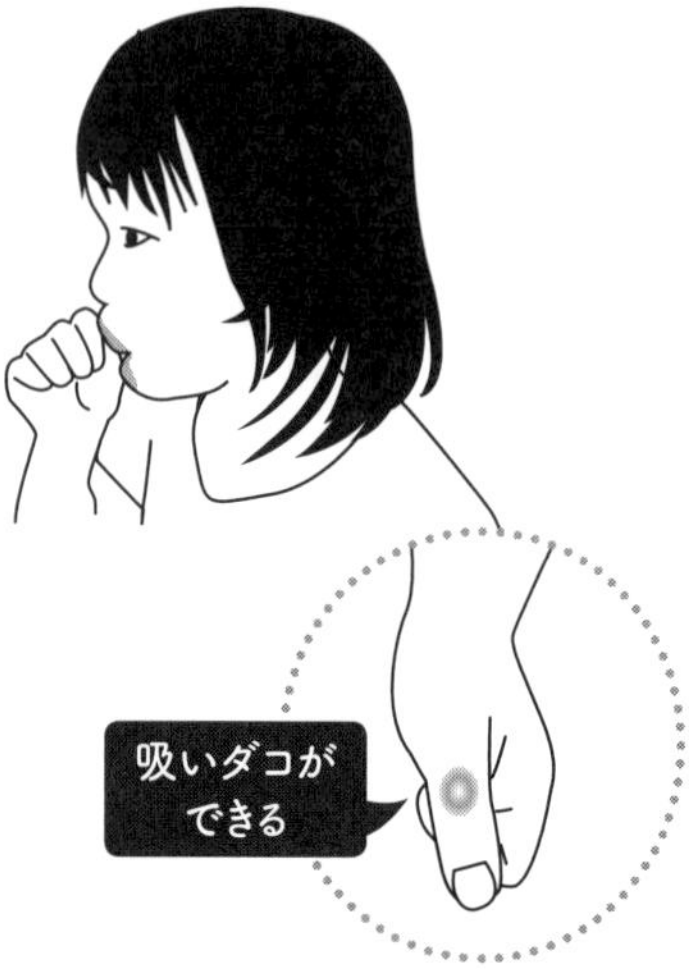

乳歯列（乳歯の歯並び）がそろそろ完成する3歳頃になると、歯並びが悪くなる予兆も見え始めます。
この時期の歯列の形がV字型になっている「V字型歯列弓」の子は前歯が前に突出する形で、将来的に歯並びが悪くなるという予測が立ちます。
3歳で指しゃぶりやタオル噛みなどのク

セのあるお子さんは要注意です。過度な運動刺激によって上の顎がすでに前方に過成長して突出してきているかもしれません。なかにはイラストのように吸いダコができている子もいます。そういう場合はすぐにやめるようにしていきましょう。4歳までにやめないと、出っ歯さんになってしまう危険もあります。

頬杖をつくクセも、歯並びに影響がありますので注意してあげてください。お子さんは大丈夫でしょうか？

歯育てもしつけの一環です。何度もくり返しくり返し、お子さんを導いてあげましょう。こうした毎日の積み重ねが、むし歯予防、歯並びづくりに結びつくのです。

下のイラストは、4歳で指しゃぶりがクセになっているお子さんの前歯の状態です。正面から見るとあまり目立たないのですが、こうして下からのぞくと上下の歯の間に、指の入るすきまがしっかり空いているのがわかります。この状態の前歯だと、ものがなかなか噛み切れません。4歳まで指しゃぶりをしていると、このように骨格にまで深刻な影響が出て

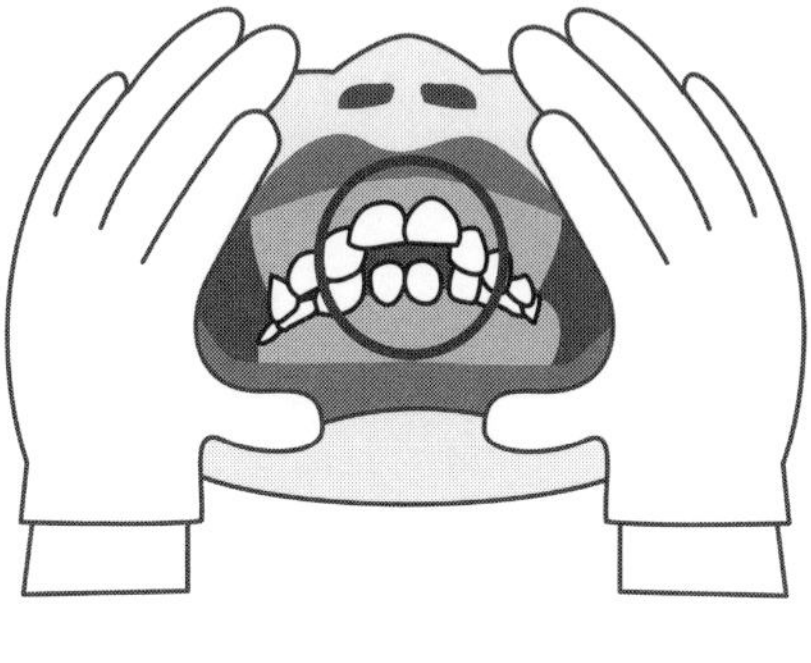

きてしまうのです。

このようなお子さんとは、指しゃぶりはよくないことなので、なるべく早くやめるようお話をしていくといいでしょう。とはいえ頭ごなしに叱ったり理屈を並べ立てても理解できる年代ではありません。例えばお子さんの好きなキャラクターの絆創膏を指に貼ってあげて「噛んだらかわいそうね。お友達もやってないし、もう年長さんになるからやめようね」などと優しく諭してあげてください。

お子さんの歯並びは、どちらに似ていますか？

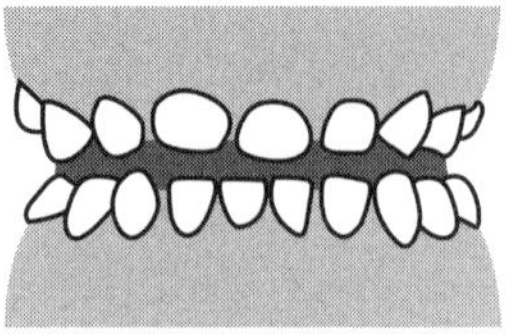

すきまがあって、
よい歯並びの乳歯

見た目にはきれいにそろった歯並びのように見える場合も注意が必要です。乳歯列では霊長空隙（犬歯の周囲のすきま）や発育空隙（霊長空隙以外の自然な歯列のすきま）と呼ばれるスカスカのすきまがある方がよい歯並びなのです。この年齢できっちりとすきまなく並んでいる乳歯列は、将来、大きな永久歯が入るスペースがないということ。このままでは、いずれは歯並びが悪くなってしま

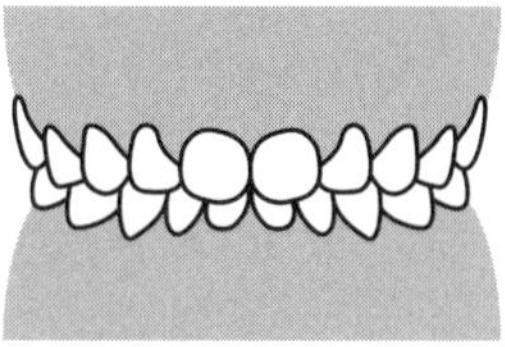

きれいな歯並びに見えるが、
すきまがないのでよくない乳歯

います。

けれど、こうした歯並びのよしあしは、ご家庭ではなかなか見分けがつかないことも多いものです。心配な場合は、小児歯科の専門医の診察を受けてください。

私の患者さんに、2歳ですでにややV字型になって、ちょっと前に出ているお子さんがいました。お母さんにそうお話ししたところ、「え？　そんなこと言われたことありません」と驚いた様子。その程度の違いなので、しっかりとしたプロの目で判断することが必要なのです。なかには1歳半の段階で、もう歯並びが心配な子も出てきます。気をつけてあげましょう。

手づかみ食べで五感も顎も発達

離乳食の時期も終わって大人と同じものを食べられるようになると、子どもたちは人の手を借りずに自分で食べたがります。

食卓にあるものをなんでも手づかみで取っては口に入れ、まずければべーっ、美味しければご機嫌です。

テーブルの上は大変なことになり、お母さんはゆううつかもしれません。けれど赤ちゃんにとって、これはとても重要なことなのです。

美味しそうに食べる大人を見て好奇心がわき、手でつかんでみる。手ざわりを確かめ、匂いをかぐ。口に入れて歯ざわりを楽しみ、そして味わう。これらは、すべて五感を刺激し、脳の発育につながります。

Part 3

3歳から6歳

顎の骨が8割成長する6歳までに、お母さんがわが子にできること

3歳から6歳

歯科医師と家庭の二人三脚で確実に守っていく

「チェックアップ」で口腔内の健康を守る時期

3歳を過ぎると、「チェックアップ」が大切な時期になってきます。チェックアップとは、定期検診を指すこともしばしばありますが、両者は微妙な違いがあります。

定期検診は、主にむし歯の有無を医師が視覚的に診察するものです。学校の歯科検診などがいい例ですね。さらに歯科医院での検診ですと、視診だけでなくレントゲン撮影による検査を加え、より完全な診断を下すことができます。

けれどチェックアップは、こうした検診とは少し違います。歯だけでなく口腔内全体を診察し、もっと包括的な診査をするのです。すべての歯と生え替わり、その周囲である舌、頬、口床、唾液腺、さらに嚥下や咀嚼の状況、悪習癖はないかなど多岐にわたりヒアリングを含めて詳細に診ます。なぜむし歯になったのか、なぜなりやすいのかを生活環境なども含めて探ります。そして予防的見地からの指導を食事、生活面までも含めて行っていきます。

つまりチェックアップとは、むし歯があるかどうかではなく、「口腔内の健康を維持できる状態にあるかどうか」を、あらゆる角度から診察する機会だと言っていいでしょう。このチェックアップを、信頼できる歯科で定期的に行うことで、お子さんの歯はいい状態に保たれていきます。

まだまだ仕上げ磨きが重要

そろそろ自分でうがいやハミガキができるようになってくる時期です。とはいえ6歳頃まではまだまだ仕上げ磨きは大切です。

3歳頃から生え始める乳臼歯の仕上げ磨きについては77ページでお伝えしましたが、次の段階、4、5歳になるとこの臼歯がしっかりと並んで生えてきて、強く噛めるようになります。すると歯の表面の溝ではなく、歯と歯の間にむし歯ができるようになります。

歯と歯の間もハブラシが届きにくく、むし歯菌が増殖しやすい場所です。この部分は毛先の細いハブラシを使い、食べもののカスをかき出すように磨くのがコツです。できればフロスを使っていただきたいものです。

6歳頃になると、乳臼歯のさらに奥に、6歳臼歯と呼ばれる最初の永久歯が生え始めます。一生使う、大きくて大切な歯です。表面の溝や歯間もしっかりと磨かなければいけません。

この歯が生える頃は小学生になり、自我がどんどん育っていく時期です。自立心も芽生え「ハミガキは自分でできる!」と仕上げ磨きを嫌がるようになる子もいます。けれどお子さんががんばって磨いても、まだまだいちばん奥の6歳臼歯までしっかり磨ききることはできません。完全に汚れを取るのは親御さんの役目だと考えてください。

むし歯予防の3つの基本戦略

一般的には4歳を過ぎると歯と歯の間にむし歯ができ始める時期だと言われています。

だからこそ、チェックアップが大切になってきます。

この時期のむし歯予防は「PMTC（プロフェッショナル・メカニカル・トゥース・クリーニング）」「フッ素などの活用による歯質強化」「シーラント」の3本柱で行うのが非常に有効です。

具体的に説明していきましょう。

チェックアップの際には、普段の歯磨きでは取れていない歯と歯の間や歯の溝についたバイオフィルムを除去します。そこでお勧めなのが、プロによる歯のクリーニング「PMTC」です。104ページで詳しく紹介します。

次に歯質を強化する「フッ素塗布」をして、歯磨きしやすい環境づくりである「シーラント」（102ページ参照）を行います。

シーラントは、歯の溝に接着させているので、取れてしまうこともあります。チェックアップのときは毎回、必ず確認します。

人体に安全な自然素材、フッ素

まずはフッ素の活用についてです。

フッ素は、地球の岩や土、河川などにも含まれる天然ミネラル成分の1つで、海産物や農作物にも含まれています。私たちは毎日の食生活の中で、知らないうちにフッ素を取り込んでいるのです。

歯に塗ることでむし歯の予防効果があることがわかっているフッ素を配合したハミガキ剤、ガムのほかにも、牛乳由来のミネラルを補給して溶け始めた歯質の再石灰化を促してくれるホームケア商品もあるので、予防歯科を行っている歯科医院で相談してみてください。

フッ素には、主に次の3つの作用があります。

①再石灰化の促進……唾液による歯の修復が進む

②歯質の強化……歯を強くしてむし歯になりにくくする

③むし歯菌の酸を弱める……菌が酸を出す力を弱める

フッ素を取り込むむし歯予防は、とくに歯が生え始めてどんどんのびてくるときが効果的です。

乳歯が生え始めてから永久歯が生え替わる時期は、しっかりとケアをすることをお勧めします。

家庭でフッ素を活用するコツ

フッ素は体内に入っても安全で、むし歯予防に確実な効果がある物質なので、水道水に添加している国もあります。日本では水道水にフッ素は入っていませんが、フッ素入りのハミガキ剤が多く商品化されているので、家庭ではそれらを使用してください。

フッ素入りハミガキ剤の使い方のコツは、最後にゆすぎすぎない、ということです。でも、歯の汚れが口の中にある状態だから、しっかりとすすぎたいと感じる人もいます。

そこでお勧めしたいのが、2度磨きです。1回目はきれいに磨いて、しっかりゆすぎます。2回目はブラシを変えて行います。フッ素は水に溶けやすく流れてしまいやすいので、乾いたハブラシに水をつけないでフッ素入りハミガキ剤をのせます。

フッ素入りハミガキ剤を少量ブラシに取ったら、すべての歯にくまなく塗り付けるようなイメージでハミガキを行います。全体に塗れたらいいので、短時間でかまいません。そして、すすぎは簡単にさっと流すだけにします。

また、フッ化ナトリウムが添加されたむし歯予防のためのうがい剤もあり、医薬部外品として市販されているので使うといいでしょう。ハミガキのあと、30秒ほどよくブクブクしてから吐きます。うがい、または、ハミガキ後に塗るタイプもありますが、30分くらいは、食べたり、飲んだりしないようにすると効果的です。

これも習慣にできればよいと思います。

歯科医院でフッ素を塗布してもらおう

3歳前後でうがいができるお子さんは、歯科医院でフッ素を定期的に塗ってもらえば、むし歯予防効果はさらに上がります。前述のように、乳歯や永久歯の生え始めはむし歯への抵抗力が小さいため、フッ素でカバーしてあげることがいっそう重要になります。

フッ素の塗布は年に3、4回、くり返し行います。ただし、フッ素の塗布がより効果的になるように、時期を選びます。また塗る量も、年齢に合わせて変化します。歯科医院でベストなやり方を相談しましょう。

4、5歳になると「イオン導入法」といって、機械を使ってフッ素をイオン化し、電流とともに歯の表面にしっかりと取り込ませる方法を選んでもいいでしょう。これによってアパタイトがフルオロアパタイトに変わり、歯質は強化されます。

イオン導入法は電子的に歯の構造にフッ素イオンを染み込ませるわけですから、フッ素入りのハミガキ剤や洗口剤、さらにただ表面にフッ素を塗る従来の方法よりも、むし歯予防効果がさらに高まります。

「キシリトール」も予防の味方

むし歯予防の味方はフッ素だけではありません。

「キシリトール」は、天然素材の甘味料です。むし歯菌であるミュータンス菌の活動を抑え、唾液の分泌を促す働きが期待できます。

継続することで効果が持続します。4年続けていれば3年やめても効果が持続しているというデータもあるほどです。また、フッ素徐放性のため歯質強化の作用もあります。

食後にキシリトールガムやキシリトールタブレットをとる習慣があるといいでしょう。

歯の溝をむし歯から守る「シーラント」

「シーラント」とは、フッ素を配合したプラスチック樹脂で乳歯や6歳臼歯の溝を埋める処置のことです。

シーラントで歯の溝を埋めることで歯垢が溜まりにくくなるため、むし歯になりやすい溝の深い歯のむし歯リスクを軽減することができます。またハブラシで汚れも落としやすくなります。歯を削ったり、麻酔の注射をすることもないので、お子さんへの負担が少ない治療です。またフッ素は徐放性のため歯質強化の作用もあります。

歯育てのむし歯予防では、シーラントはとても有効な手段だと思います。

とはいえ、ハミガキでラクができる、ということではありません。仕上げ磨きはしっかりと行いましょう。また、シーラントはすり減ったり、取れたりするものなので、チェックアップで定期的に確認してもらいましょう。

むし歯にならない生活習慣を子どもに身に付けさせる、というのが親御さんの大切な役割だと私たちは考えています。

その第1のステップとして3歳までに仕上げ磨きの習慣を身に付け、第2のステップの6歳まで仕上げ磨きを実践する――。

むし歯のない、健康な体は一生ものです。愛するお子さんに親御さんからプレゼントしてあげてください。

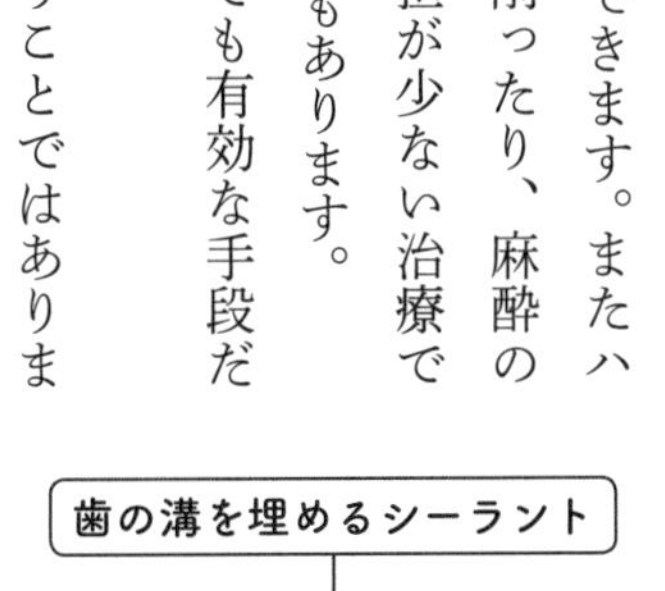

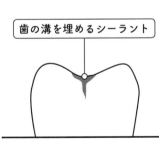

「ＰＭＴＣ」でむし歯の棲み家「バイオフィルム」を徹底掃除

お口の中のむし歯菌は、ヌルヌルのバイオフィルムを棲み家として増殖するとお伝えしました。

このバイオフィルムをしっかり除去していれば、むし歯菌があってもそこからむし歯になるのを防ぐことができます。

けれど、現実には完全にこれをコントロールするのは難しいものです。家庭では、歯と歯の間のケアまでなかなか徹底することができません。

そこでお勧めするのが先ほど少し触れた「ＰＭＴＣ」です。

これは、歯科医院で行う、いわばプロによる歯のクリーニングです。定期的にデンタルフロスで歯と歯の間のバイオフィルムを徹底的に除去します。

フロスで細かい食べカスなどの粒子が掻き出されてきた場合は、すでにむし歯ができているかもしれません。

すぐにレントゲンによる診察が必要です。視診できない小さなむし歯もレントゲンなら早期に発見できます。

むし歯が小さいうちは定期的に様子を見て、大きくなってきたら、治療が必要です。その時期もレントゲンで確認しながら決めていきます。

3歳から6歳

顔の骨格がぐんと成長する大事なターニングポイント

習慣やクセが歯並びを悪くすることも

顎の骨は6歳までに80％成長すると言われています。つまりこの時期は、歯並びを考えるうえでも大切なターニングポイントなのです。

歯並びを決めるのは、口腔内の状態だけではありません。生活習慣や食事のしかたも影響を及ぼします。いくつか注意点を挙げましょう。

顎の成長は6歳までに
80％が完成する

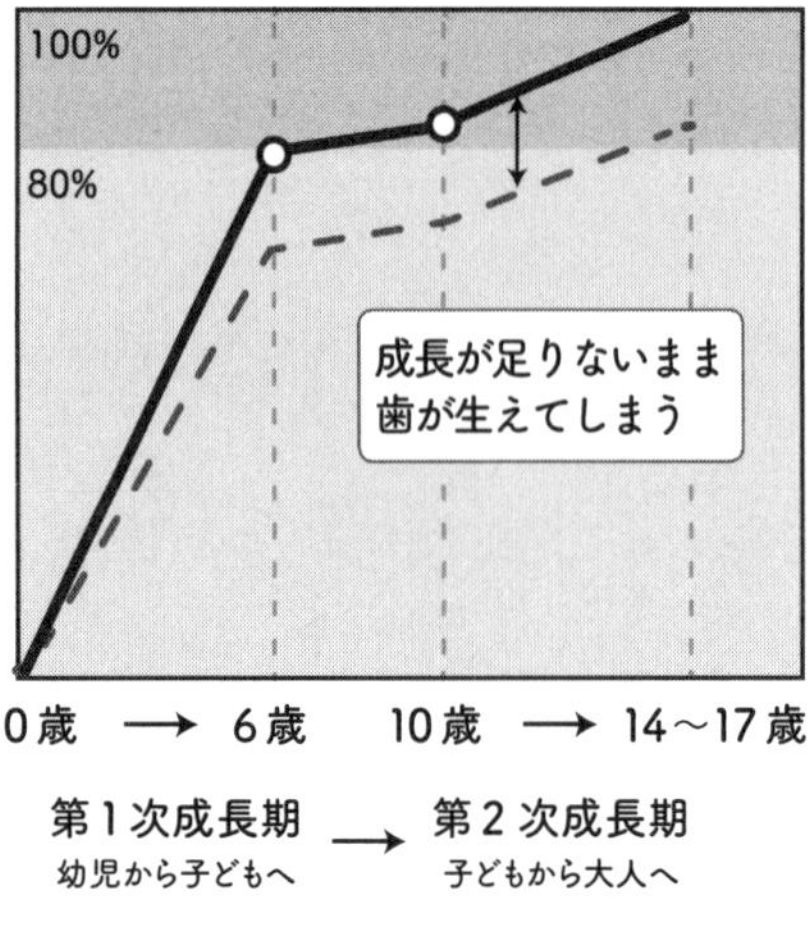

①「お口ポカン」のクセは直す

口は閉じることで唇の筋肉が締まり、前歯に適切な力が加わるため、正しい角度で前歯が育っていきます。ところが口をいつも開けたままでいると、前歯に正しい力が加わらず、歯が前方に傾く傾向があるのです。これはいわゆる「出っ歯」などの不正咬合の原因になります。

口を開けているのがクセになると、口周辺の筋肉が弱くなり、ますます開いたままになるので、気をつけてあげましょう。

また、鼻が悪くて口呼吸になっている場合もありますので、注意が必要です。

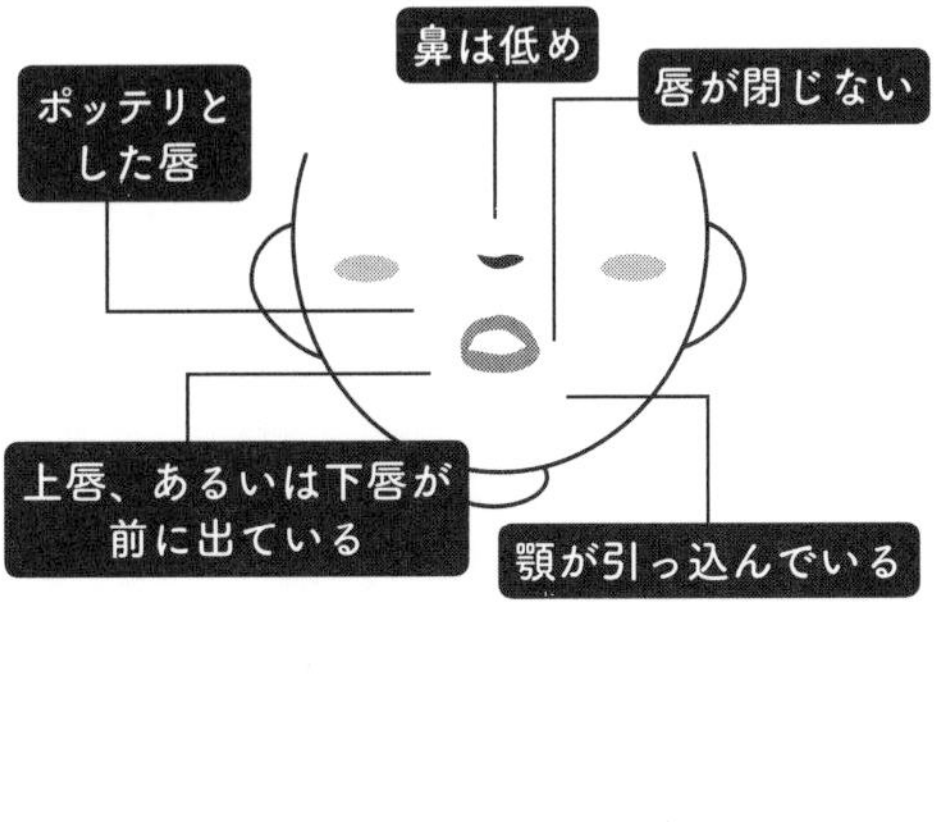

②舌は正しい使い方を

口を開けるクセなどでは、「開咬」（150ページ⑦参照）という上下の歯が合わない状態を引き起こすことがあります。すると食事の際にうまく噛み合わないため、食べものを舌で前歯の方に押し付けたり押し出すような食べ方になりがちです。

これは開咬を悪化させ、出っ歯や受け口の原因になったり、低位舌や「弄舌癖《ろうぜつへき》（舌を歯列の間に入れたりもてあそんだりするクセ・舌突出癖《ぜつとっしゅつへき》）」を誘発します。また、舌を噛むクセのあるお子さんもいますが、これもよくありません。舌は常に上顎に付けておくのが正しい定位置です。

③うつぶせ寝や頬杖は注意

うつぶせ寝や頬杖をつくのが習慣になっている子も要注意です。顎や歯に特定の方向から持続的に力が加わっていると、まだ軟らかい子どもの骨格は容易に動いてしまいます。これが顔のゆがみや受け口、出っ歯の原因になります。

④猫背は歯にも影響を及ぼす

姿勢が悪く猫背になっていると全身の健康に影響すると言われますが、歯も例外ではありません。前かがみで頭が前傾した状態が続くと呼吸がしにくいため、知らず知らずのうちに上顎を前に突き出します。すると頭のバランスをとるために下顎が後退するようになります。その結果、下顎の発育が抑制され、歯列不正につながります。

⑤指しゃぶり、爪噛みは卒業しよう

指しゃぶりや爪噛みなどのクセがあると、まだ軟らかい顎の骨格をゆがめてしまいます。乳児期にやめられずまだ続いているなら、しっかり卒業しましょう。

なお、口周辺の筋肉を鍛えるトレーニング器具や、舌を正しい位置にするトレーニング器具もあります。

顎育てで、いい顔つきを

3歳から6歳の「顎育て」を「口腔筋機能療法」とも言います。3歳から始まり、主には、「食育・機能訓練・悪習癖の改善」になります。

正しい口腔機能を身につけることで、「いい顔つき」を目指しましょう。

正しい口腔機能とは、

①鼻で呼吸している

②唇を閉じている

③舌の正しい位置と動き

④十分な噛む力

⑤顎の正しい位置と発育

⑥よい姿勢

から生まれます。

「いい歯並び」だけでなく、健やかな「いい顔つき」のお子さんに育って欲しいと願っています。

２０１９年4月1日に小児の口腔機能の改善に関する保険算定が始まりました。

そこで当院では、機能的に問題のある「口呼吸」や「舌突出癖」に関して機能訓練を行っています。

大きくは、

①食事指導

②噛む訓練（噛む筋トレ）

・軟食化して減った「噛む回数」を補填

③唇圧のトレーニング（口唇閉鎖不全、お口ポカン状態）

・口を閉じる訓練と習慣づくり
・口唇圧の測定、機能訓練

④舌のトレーニング

・舌を鳴らすトレーニング（正しい舌の使い方の練習）
・ガムを使った（嚥下）トレーニング
・既製のマウスピース矯正装置
・あいうべ体操

などを行っています。

顎育てで最も大切なのは食事

毎日の食事の中から「顎育て」は始まります。

①食事中の姿勢

・背筋を伸ばして、足をぶらぶらさせない

・食事に集中させる。落ち着いて食事をさせる

②食事中の飲み物

・お茶やジュースなどで流し食べをやめさせる（しっかり嚙めば唾液が出てくるものです。その後の飲み込みもできます。嚙む習慣をつけさせましょう）

③一口大以上の大きさの料理を食卓に出す

・前歯を使って嚙み切る動作をさせる

④テレビを見ながらの食事をやめる

・家族のコミニケーション

・しっかり咀嚼して欲しい

前歯を使ってしっかり「嚙む」習慣づくりをしていきます。それが「顎育て」です。

前歯の見えている部分は少しだけです。ほとんどの根っこが埋まっています。模型の歯を顔に当ててみると、鼻の下まで前歯があることがわかります。

しっかり嚙むと、上顎の奥の方まで刺激が伝わることが感じられます。

上顎が成長すると、目や鼻など顎に接する部分がしっかり育ち、「いい顔」に成長していきます。しっかり前歯で嚙むと、顔が前方に成長するからです。

また、しっかり前歯を使って食事をしていくと、前歯の先に元々あるギザギザは、1年ほどですり減ってなくなります。前歯のギザギザが小学3年生になってもある場合は、噛み合わせや咀嚼に問題があるように思います。

保護者の方の前歯と比較してみてください。何か気になることがあれば、小児歯科専門の歯科医院に相談するとよいでしょう。

毎日の食卓で取り入れたい、顎育てメニュー

なるべく前歯を使うような食事をさせて、一口より少し大きめの料理を心がけましょう。保護者の方が包丁を使いすぎると、子どもの包丁（前歯）を使わないことにもつながります。

例えば、一口サイズではなく、かぶりつけるような大きさの唐揚げ、トンカツなどのフライはお勧めです。

ハンバーグや野菜なども、あえて小さく切らずに食卓に出してください。

パンのみみを切ったサンドイッチよりも、フランスパンのサンドイッチがお勧めです。

おにぎりは、必ず海苔を巻くようにしてください。前歯をしっかり使わないと食べられないようにするのです。

トウモロコシや野菜スティック、フルーツなども大きめに切って、前歯を使って食べるようにしてください。

顎育てのことを「硬いものを食べさせること」とお感じになったかもしれません。正しく言うと、「しっかり噛まないと飲み込めないような繊維質のものをよく食べる」をお勧めしているのです。

タケノコやレンコンの入った煮物などの和食がよいでしょう。

お子さんが好きなカレーやシチューなどはあまり煮込みすぎず、大きな野菜やお肉が塊で入っているように料理をしてください。よく煮込んだカレーは美味しいのですが、顎育てには向いていないのです。

「手巻き寿司」で親子で楽しみながら顎育て

顎育てで、とくにお勧めしたいメニューが、「手巻き寿司」です。

今はスーパーの鮮魚コーナーで「手巻き寿司セット」を売っていますから、あとは酢飯と海苔だけ。準備は簡単です。海苔にご飯と具を乗せて大きな口でカブリ！　大きめの海苔を前歯でパリパリと噛みちぎり、しっかり咀嚼しながら食べるので、顎の運動にはもってこいのメニューなのです。

さらにすし酢の香りや目にも色鮮やかな寿司ネタ、手づかみの海苔の触感など、五感を刺激する材料も盛りだくさん。

3歳くらいになれば自分で工夫しながらご飯と具材を海苔で巻くこともできます。最初は不器用で時間がかかっても、どうか見守ってあげてください。お子さんの脳がどんどん発達している瞬間なのです。

噛むトレーニングで顎育て

顎育てには、しっかり噛むことが大切です。しかし、親御さんが努力しても、現代の食生活は全般的に軟食化しているので、噛む習慣をつけることはなかなか難しいというのが正直なところです。

Ｐａｒｔ１でもお伝えしたように、歯並びは顎の大きさと歯の大きさのバランスで決まります。将来の歯並びに対して顎が小さいと、歯並びは悪くなります。顎の小さいお子さんは、相対的に歯並びが悪くなる危険が大きいのです。

だからこそ顎育てが大切なのです。

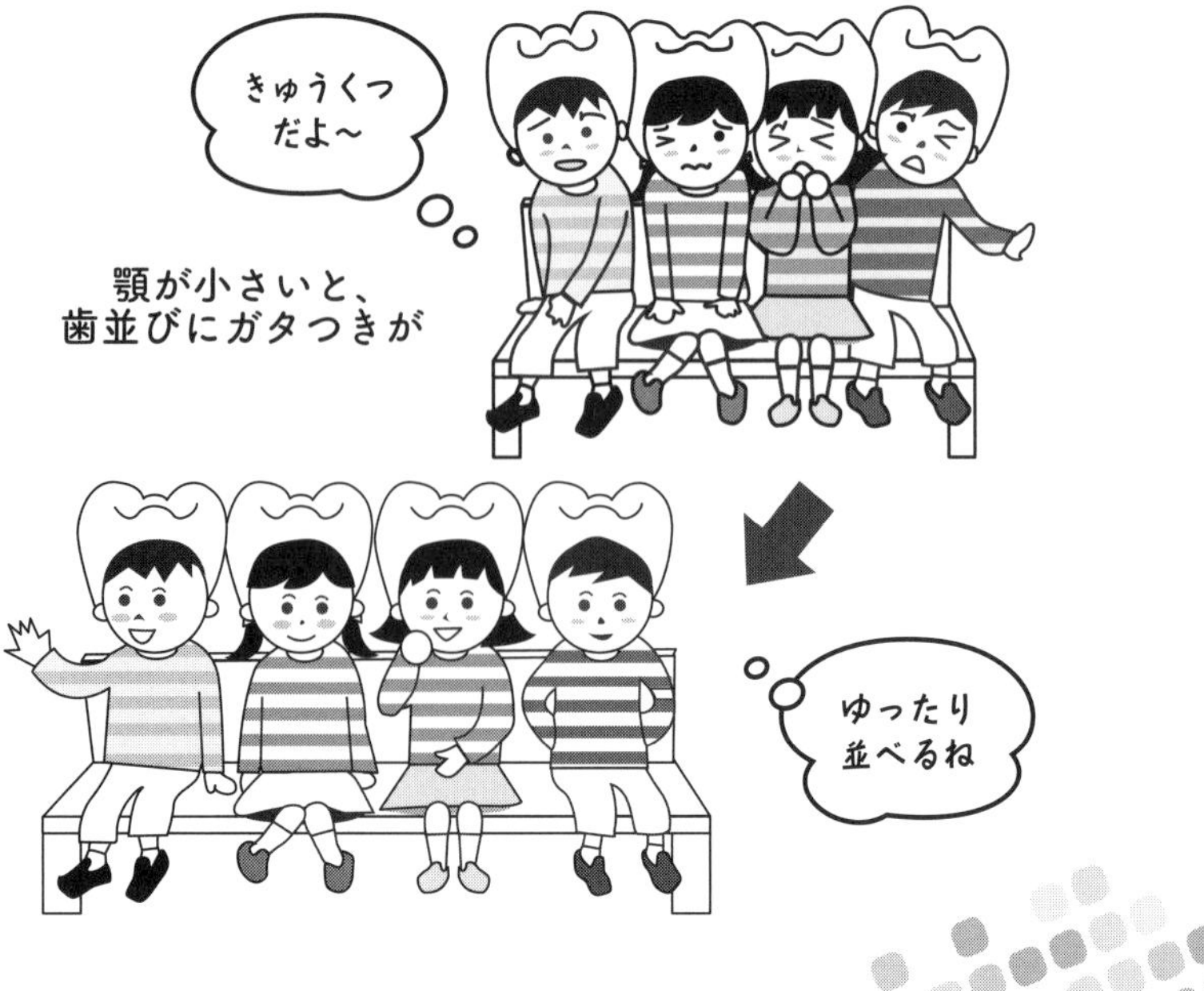
きゅうくつだよ～
顎が小さいと、歯並びにガタつきが
ゆったり並べるね

そこで、前歯で噛む習慣を補完するために、チューブを利用したトレーニングをお勧めします。

毎日少しずつチューブを噛んでもらいます。「1、2、3～4」と3回目にしっかり噛むようにします。テレビを見ているとき、お風呂に入っているときに必ずするという習慣をつけることがお勧めです。

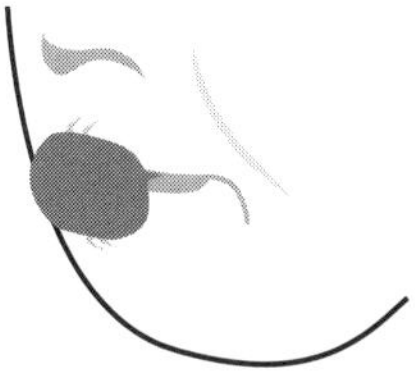

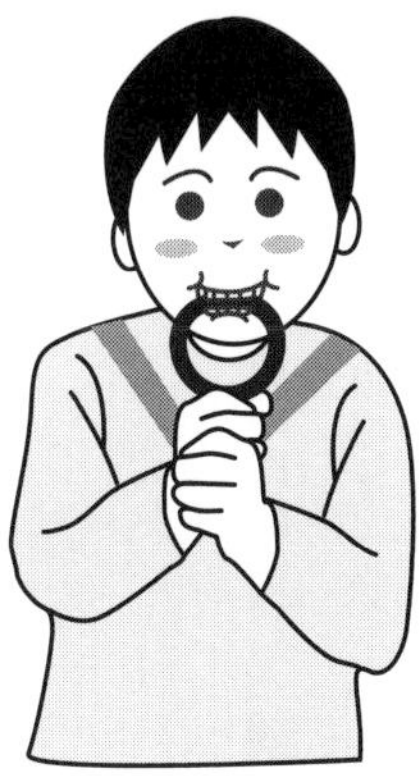

丸いチューブを噛んで
トレーニング

噛むトレーニングは、半年ほどがんばると効果が現れてきます。当院では「がんばりま表」というカードを配り、スタンプラリーでやる気を継続する工夫をしながらお子さんに取り組んでもらっています。

お口ポカン状態のお子さんは、顔の成長する方向が理想的ではなくなりますので、口を閉じる習慣をつけさせます。

歯科医院の待合室にいる子どもたちの様子を見ていると、お口ポカンや弄舌癖、指しゃぶりなどをしている子が多くいます。意外なクセを発見する機会となるので、積極的に待合室で子どもたちとコミュニケーションを取るようにしています。

また、口唇の力を測定して弱い場合は、口唇のトレーニングを同時に行います。口唇圧が弱く弄舌出癖があると、出っ歯になってしまいます。

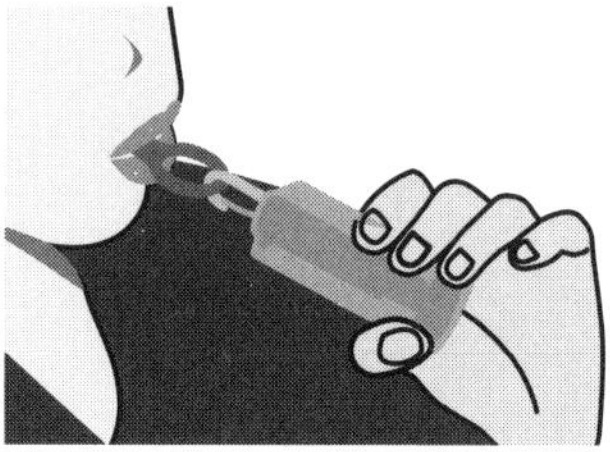

6歳までの歯育てが重要な理由

乳歯列の時期にこうした顎育てをすれば、将来絶対に歯列矯正をしないで済む、という保証はありません。けれど抜歯を伴う矯正をせずに済んだり、口の中に入れる矯正器具が少なくて済むなど、より負担の小さい矯正にすることにつながります。もちろん、矯正をしないで済むお子さんが増えてくれることがいちばんですから、この時期にぜひ、自力での歯並び改善をお勧めします。

なお、これらのトレーニングは、歯の生え替わりが始まりグラグラしてくるとできなくなります。この頃はちょうど6歳までの第1次成長期の終わりの時期でもあります。

1〜6歳の貴重な第1次成長期間にハミガキリトミック教室やフッ素塗布、PMTCなどで歯科医院に定期通院しているのであれば、大きなチャンスです。ぜひむし歯予防や歯並び改善のために、最大限に歯科医院を活用してほしいと思います。

私たちはこれからの小児歯科は、この1〜6歳の時期の関わりを通じて、予防歯科を浸透させていくことが大切な役割になると考えています。

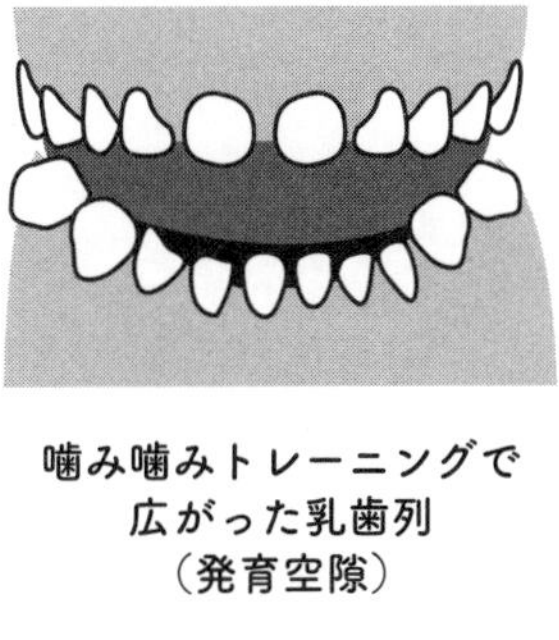

噛み噛みトレーニングで
広がった乳歯列
（発育空隙）

Part 4

6歳から12歳

永久歯に生え替わるこの時期に、知っておきたい歯科治療

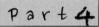

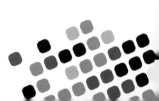

6歳から12歳

永久歯が生える時期。大人の見守りがまだ必要

仕上げ磨きは9歳まで

6歳前後から、乳歯が抜けたり、6歳臼歯と呼ばれる第一大臼歯、つまり永久歯が生え始めます。もう生え替わることがない、一生使う大切な歯です。

現代は「人生100年時代」と言われていますが、高齢になったとき、自分の歯でものが食べられるかどうかは、認知症や糖尿病のリスクにも関わる重大な問題です。この時期から10歳ぐらいの間に、ぜひむし歯予防の習慣を定着させてあげましょう。それは一生の宝物になります。

これくらいの年齢になると子どももだんだんと自立してきて、なんでも自分でできるようになってきます。けれど、まだまだ手放すのは早いのです。ハミガキ習慣が正しく身に

付いているか、しっかり見守ってあげてください。塾や習い事を始めたり、お母さんが仕事に復帰するタイミングかもしれません。じっくり向き合う子育て期を過ぎ、親も子も忙しくなりますが、仕上げ磨きは9歳までしてあげることをお勧めします。小学生の「むし歯予防」「生え替わりの見守り」は、保護者の大事な役割だということを忘れずにいましょう。

10歳を過ぎると、だんだんと親の言うことに耳を貸さなくなってきます。子育ても歯育ても同じように、この時期までが最も重要です。ハミガキは予防の基本中の基本。この時期までに正しいブラッシングも身に付けるようにしましょう。

この時期こそ歯科医師と二人三脚で

この時期から、本格的に歯科医院での定期的なチェックアップが必要になります。むし歯だけでなく、後述する生え替わりのサポートも、歯科医師の重要な役目です。

歯科医院で行うのは、まずはむし歯のチェック。そして、しっかり歯が生えたらフッ素配合のシーラント（102ページ）や歯質を強化しながらハブラシで磨きやすい環境をつくっていきます。

定期的にシーラントで歯の溝を埋めておくと、歯質強化にもなるとお話ししましたね。定期チェックの役割は、シーラントの脱離（はがれてしまうこと）の確認にもなります。

せっかくのシーラントが知らないうちに脱離してしまって、そのすきまからむし歯になっていた、という事例もあります。脱離するとかえってがたつきやデコボコ面が増え、むし歯リスクが高まるのです。シーラントは歯と同じ色をしているため、脱離に気づきにくく、プロでないと見分けがつきません。だからこそ定期チェックは欠かさず行ってほしいと思います。永久歯は次々と生えてくるので、シーラントも抜かりなく適切に行います。

そのほか定期的なバイオフィルムの除去（104ページ参照）や歯質強化のためのフッ素塗布（100ページ参照）も大切です。生え始め直後の永久歯は、フッ素の取り込みが盛んです。フッ素と歯の成分が結びつき、フルオロアパタイトという、硬くてむし歯になりにくいエナメル質に成熟していきます。当院では、小学生になったお子さんには、フッ素の取り込みが強化された特別な装置を使用しています。微弱電流を流し、フッ素塗布をした場合より積極的にフッ素をエナメル質に取り込ませます。

永久歯が生えたら、ご家庭ではすぐに噛み合わせを意識してハミガキすることが必要です。けれどなかには、永久歯が生えてきたことに気づいていない保護者の方もいらっしゃいます。そうしたことを防ぐためにも、小児歯科医師によるチェックアップは欠かせないのです。

例えば6歳臼歯の生え始めで、まだ歯肉が歯の上にかぶっているところがある段階では、表面がデコボコしていて磨きにくく、ていねいに仕上げ磨きをしてあげなくてはいけません。そしてしっかり臼歯が生えきったらシーラント。こうしたタイミングは歯科医師による判断が必要です。

さらに、親御さんやお子さんが正しいブラッシングを身に付けるサポートも、歯科医院の仕事。当院では、12歳までに自立したハミガキができるように指導しています。奥歯の磨きにくいところなどは汚れが取れているかどうか、ピンクに色が変わる染め出しを使いながら教えます。ハミガキのアプリを使ったり、ゲーム感覚でハミガキ習慣を身に付ける教室も行っています。

第2次成長期、つまり思春期を迎える頃までには上下12本ずつの永久歯も生えそろっているでしょう。ここまでお伝えしてきたケアを計画的に行ってきた子どもなら、シーラントも終わり、フッ素による歯質強化もある程度完了します。

初期むし歯のうちなら進行抑制やレーザー治療で対応

例えば小学校入学時の「就学時健診」で初期のむし歯だと指摘されたりすると、親御さんは不安になって慌ててしまうかもしれません。

けれど、まだエナメル質を完全に侵食してはいないような小さなむし歯なら、無理には削らず、しっかりブラッシングすることで進行を抑制できます。

また、こうした初期むし歯にシーラントをするとむし歯を閉じ込めることになります。それよりもおうちの方がしっかり仕上げ磨きをすることの方が重要です。

また、自費診療ではありますが、初期むし歯はレーザー治療の活用も有効です。むし歯の部分にレーザーを当てて有機質を蒸散、無菌化し、シーラントをします。レーザー照射をすることでフッ素の取り込みもよくなるので一石二鳥です。もちろん削ることも痛みを伴うこともありません。

そう、この段階では治療ではなく予防が可能なのです。これが黒い穴になってしまうと、治療に変わっていきます。小さいむし歯が無症状のうちに発見できたときこそ、むし歯予防のチャンスです。保護者や本人にとって、大きな気づきの場となります。意識を変えて、むし歯予防を本格的に始めましょう。それ以上むし歯が大きくならないように、しっかり予防していきます。

なお、この頃から子どもでもプラークや歯石がついていることがあります。とくに下顎の前歯の後ろは、唾液が出る場所に近いので、歯石がつきやすい場所です。また、磨き残しの多い生え始めの小さな歯にごっそりとプラークが付着していることもよくあります。

これらは放っておくとむし歯や歯周炎の原因になりますが、なかなかご家庭では気づきにくいものです。やはり歯科医師による定期チェックが必要です。

唾液検査で予防への「気づき」を

同じようにハミガキをしていても、むし歯になりやすい体質とそうでない体質があると述べましたが、定期的なむし歯リスクの把握はむし歯予防の近道です。

そのために歯科で行うのが唾液検査です。67ページで説明したように、唾液による再石灰化の機能は人それぞれです。

検査でそれを調べ、むし歯の存在を確信することになります。

唾液の機能が低ければ、食事の際によく噛む、ハミガキの回数を増やす、シーラントによる歯質強化に努める、定期的なバイオフィルムの除去などの対策を考えていきます。

唾液検査はいわば、歯科医師と患者さんのコミュニケーションツールとも言えます。

唾液検査の結果、歯科医師の説明を聞きながら、患者さんは自分の口内環境を知り、むし歯や歯周病の予防対策を考えるようになります。その「気づき」こそ、行動を変える元になります。

むし歯は生活習慣病の1つ。親御さんは歯科医師と一緒に、お子さんにむし歯予防のための気づきを与えてあげましょう。

唾液検査はできれば、年に1回は行っていただきたいものです。口内環境が良好になっているかを継続的に診ていきます。

歯並び予防

6歳から12歳

歯並びが決まり始めます。矯正も本格的に始めましょう

生え替わりの大切な時期はプロの「見守り」を

6歳頃の生え替わりは、変化が大きい時期ですから、なるべくマメに確認することが大切です。私たち専門医も親御さんに、よりていねいにご説明することを心がけています。この時期に見極めが必要なのが、矯正をするべきかしなくていいか、のジャッジでしょう。例えば下の前歯が2本生え替わりそうだけれど、すきまが足りないかもしれない。グラグラしそうな歯を見守りながら、そういった細かい観察をしていきます。

4歳頃の歯は、表に出ている部分より、根っこの下に隠れている部分のほうが2倍くらいの長さがあります。これが生え替わる途中でだんだん歯肉に吸収され、半分ぐらいの長さになると歯を支えきれずにグラグラしてくるのです。

けれど、乳歯の根っこがまだ短くなっていないのに、後ろから下の歯が生えてきてしまうこともあり、これを放置すると歯並びがガタガタになります。その場合は乳歯を抜歯し、生え替わりを手助けすることも必要です。

こうした繊細な生え替わり時期の見守りは、プロの目によるものが大事だと思います。乳歯の根っこの状態など、レントゲンで正確に把握し、矯正が必要かどうか、必要ならどういった処置をすべきか判断していけるからです。

一生使う永久歯が、正しく生え替わる準備時期です。万全にしてあげましょう。

生え替わり時期のさまざまなトラブル

6歳臼歯が生える際、むずがゆい、ものを噛んでも歯が当たらないなど、違和感を訴える子がいます。心配することはありませんが、原因を確認するためレントゲンで歯肉の下に埋もれている臼歯の存在を診察してもらうといいでしょう。

また、上下の前歯がグラグラし始めたら、チェックアップがより重要になります。乳歯の下の臼歯の成長速度は個人差が大きいものです。永久歯を正しい場所にエスコートするために、マメに見守っていく必要があるのです。

生え替わりの時期は、さまざまな問題も発生します。時期が過ぎても乳歯が抜けない「晩期残存《ばんきざんぞん》」や永久歯がなかなか生えてこない「萌出遅延《ほうしゅつちえん》」、そのほか多くのトラブルがあるのがこの頃です。下顎の前歯が後ろから生えることもあります。乳歯の抜歯が必要になるのですが、自然と直ることもあります。ここは歯並びの見守り、治療の見極めの時期になります。

トラブルは深刻な問題に進む前に気づき、処置をしてあげたいものですが、ときどき、そのタイミングを危うく逸してしまいそうなお子さんも来院されます。トラブルの種類や例をご紹介しましょう。

ケガによる「外傷歯」で生え替わりが困難に

幼児期に乳前歯をぶつけたことがあると、生え替わりの時期に問題が生じることが多々あります。歯や周囲の組織が損傷してしまう「外傷歯」です。とくにケガをしやすい、やんちゃな男の子にありがちなトラブルです。

歯の生え替わりは、乳歯の歯根（歯の根っこ）をその下に待機している永久歯が吸収し、乳歯がポロリと抜け落ちて新たに永久歯が顔を出す、というプロセスをたどります。ところが外傷歯の乳歯の場合、歯根の吸収がうまく進まずに晩期残存になることがあります。すると残った乳歯の横から永久歯が曲がって生えてきて歯並びが悪くなってしまいます。

そうした場合、「平均的な交換期、月齢、成長の早さ」などを加味して、歯科医院で乳歯を抜歯する必要があります。

①歯の大きさの違いで判明した例

小学校2年生。右上の乳中切歯を反対側の中切歯と比べると、明らかに歯の大きさが違いました。レントゲンを撮ると永久歯がすでに乳中切歯の真下に準備されていることが確認できました。すぐに乳中切歯を抜歯し、正しい位置に生えるよう、歯列矯正を開始しました。

②3歳時のケガが5歳の生え替わりに影響

チェックアップに訪れた5歳児。左ページの図のように右上の乳中切歯が左上の乳中切歯の高さより低く、若干色が濃くなっていました。外傷歯はこのように変色していることがよくあります。おそらく何らかの衝撃で歯を強く噛み合わせ、埋没したため高さが低くなってしまったのでしょう。お母さんにケガの既往を確認すると、3歳のときに顔をぶつけたことがあるとわかりました。歯の変色が気になり、ほかの歯科医師を受診、「問題ない」と言われたけれど気になって仕方がない、とのご相談でした。

お母さんには歯の状況を説明し、生え替わりの時期に治療によるサポートが必要かもしれない、と予測をお伝えしました。そして定期的なレントゲンチェックで歯根の吸収が自然に進んでいるのか確認しつつ、反対側の同位置の歯がグラグラし始めたらすぐに受診するようお話ししました。歯科医師との二人三脚で乗り切れる見通しが立ち、ずいぶん安心されたようです。

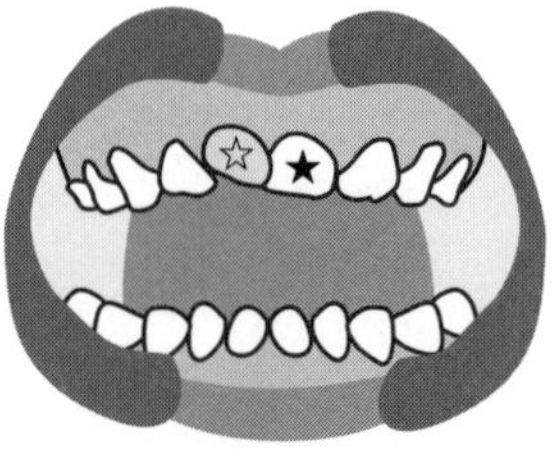

右上の乳中切歯（☆）が
左上の乳中切歯（★）の高さより
低く、若干色が濃い

乳歯がなかなか抜けない、永久歯がなかなか生えない

乳歯から永久歯のバトンタッチがうまくいかない場合もあります。いくつか例をあげましょう。

①永久歯が出てこず即切開となった例

小学校2年生。下の図のように下顎の噛み合わせ部分にあたる中切歯と側切歯はすでに永久歯が生えているのに、上顎の中切歯がまだ生えていませんでした。すぐに切開し、上顎の永久歯を表に出す手術をしました。

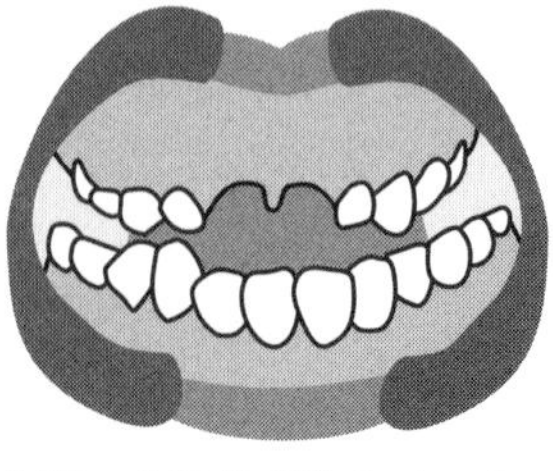

上顎の中切歯が生えていない

②生え替わりには順番がある

小学校3年生。左上の側切歯は出ておらず、反対側の側切歯が5ミリくらい出ていました。

乳歯が抜けた後の抜歯窩はすでに治癒し、上皮がしっかり覆っていて永久歯が出るのを邪魔していました。上皮がこのように完全にふさがって治癒してしまうと、永久歯はなかなか自力で生えてくることができなくなります。

このまま放置すると、側切歯が生える前に隣の犬歯が先に生え出し、側切歯の空間に傾く「近心傾斜」が起こります。するとようやく出てきた側切歯は場所がないため、内側に倒れこむ「舌側転移」を起こし、ガタガタの歯並びになる危険があります。そこで左上の側切歯が生えてくる部分を切開し、永久歯が出てくるようにしました。

生え替わりの順番をきちんと守っていくことは、とても大切な治療なのです。

乳歯が抜けて3カ月経過しても永久歯が出てこないときは、レントゲンを撮って永久歯の状態を確認してください。

③乳歯が埋没していると数々の問題が

乳歯が何らかの事情ですべて生えずに低いまま半分埋まっていることがあります。レントゲンで確認すると、次のページの図のように乳歯の歯根が歯槽骨に癒着し、成長できなくなっていることがわかります。低い乳歯はハブラシが届きにくくむし歯になったり、周囲の歯が倒れ込んで歯並びを悪くさせるなど、トラブル多発の原因となります。

歯根の癒着は永久歯への生え替わりにも影響しますが、埋まっているため抜歯治療もしにくいのです。さらに隣の歯が生え替わると傾斜が起こり、永久歯になった際に歯並びがぐちゃぐちゃになります。こうした事例は小児歯科の専門医が長期にわたって経過観察しながら治療していく必要があります。

すぐの外科的治療は難しく、半年ほど定期的に様子を見守っていきます。レントゲンで状況を確認しながら低い乳歯を抜歯、永久歯が生えてくるまでそのすきまを維持する「保隙」の処置をしていきます。

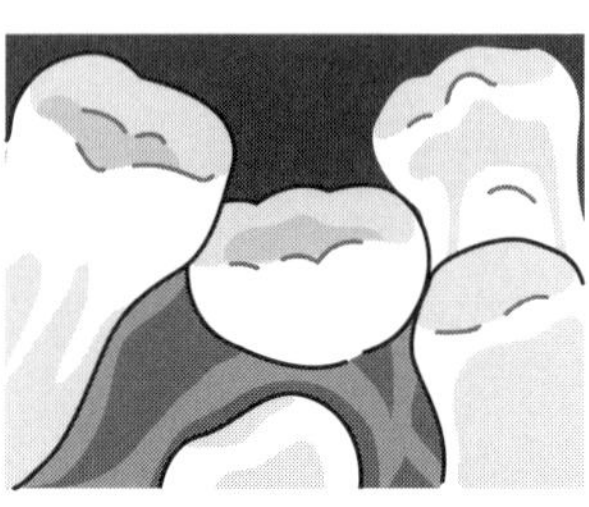

乳歯が低いまま
半分埋まっている

前歯が「すきっ歯」になっている

上前歯の真ん中だけ2ミリほどのすきまがある「すきっ歯」の状態を専門的には「正中

離開」（150ページ⑥参照）といいます。

幼い頃、上唇と歯茎をつなぐすじ、上唇小帯が歯茎の下寄りにあり、それが2つの前歯の間に入り込んでいることがよくあります。この場合は成長とともに歯茎も大きくなり解消しますので問題ありません。ただ下の図のように、上唇小帯の肥厚によって前歯が離れている場合は、これを切除します。

また、成長とともに決められた歯の本数より1本多い「過剰歯」が生えてくることがあります。永久歯に生え替わっても歯と歯の間に小帯が入り込んでいる「付着異常」の場合もあります。これらの状況は治療が必要です。

一口にすきっ歯と言っても、原因はさまざまです。それを探り、解決策を考えるのが歯科医師の大切な役割です。

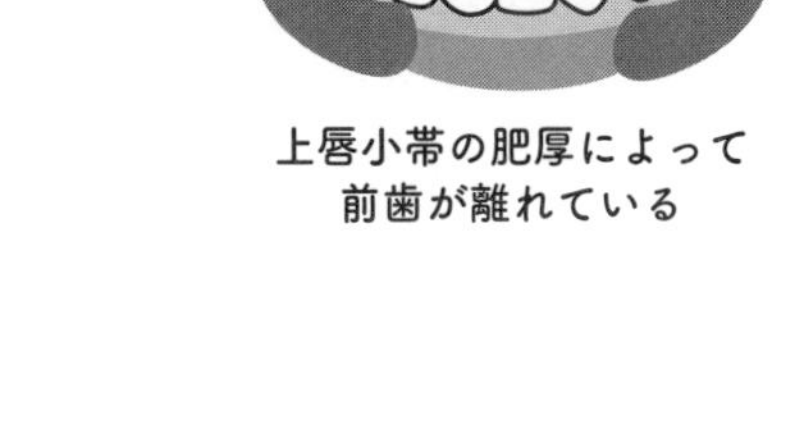

上唇小帯の肥厚によって
前歯が離れている

前歯が生えると歯並びが判別できる

ではこうした深刻なトラブルがなければ、自然に美しい歯並びになるかといえば、なかなかそうもいきません。小学校1年のお子さんの40％は、乱杭歯《らんぐいば》や、八重歯《やえば》など、叢生《そうせい》と呼ばれるデコボコの歯並びだと言われています。さらに前歯が上下とも4本ずつ生えてくると、歯並びがどうなるのかはっきりとわかります。

永久歯が生えてきて、顎の骨格もだんだん定まってくると、歯並びが気になる親御さんもいらっしゃるでしょう。

自然なままできれいな歯並びになっていくのがいちばんの理想ですが、残念ながら問題のあるお子さんもいます。この時期に歯並びが悪いと自然に治ることは難しくなりますので、矯正歯科に相談することをお勧めします。その場合は、非抜歯矯正を目指して、小学校1、2年の早い段階での治療を目

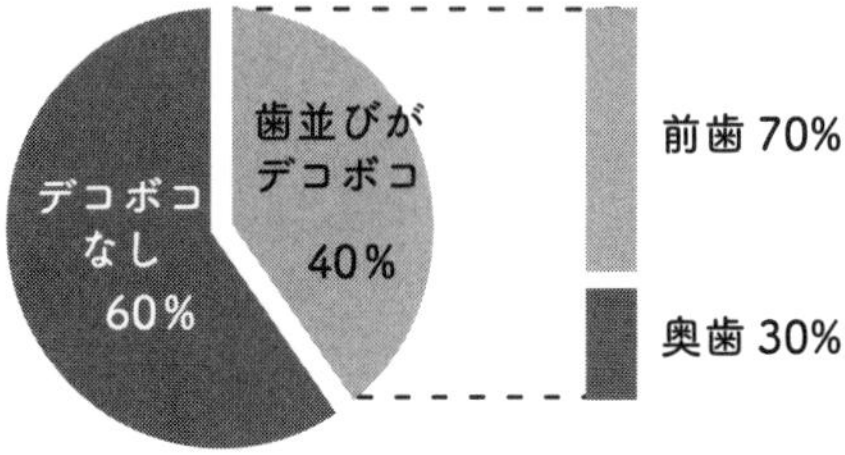

指しましょう。将来の美しい歯並びのためには、できる限り早めに解決に乗り出すことが大切です。

将来の歯並びを予測するには次のような方法があります。

上顎の前歯が生えてきたら歯科医師のチェックアップで、上顎の前歯の幅を測ります。男の子なら8・6ミリ、女の子なら8・2ミリが平均値です。それよりも大きな歯が生えてきた場合、顎の大きさもそれに比して大きいか、側切歯（中央から2番目の前歯）が適切な生え方をするか、を注意して見守る必要があります。

なお、上顎の前歯の大きさによって、その後の歯並びの予測ができます。次ページで紹介しますので、参考にしてください。

歯並びと治療の流れ

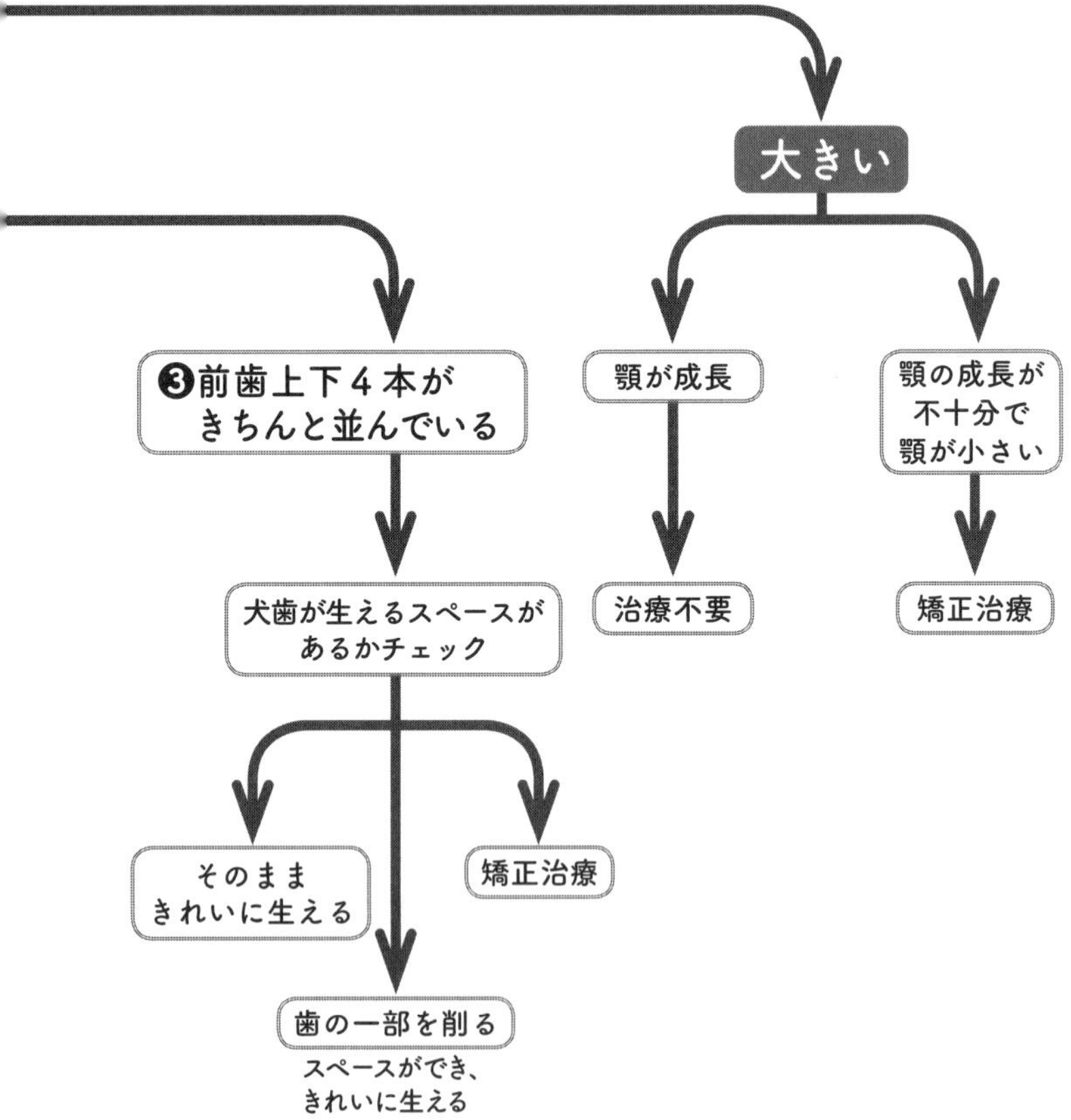

大きい
顎が成長
治療不要
顎の成長が不十分で顎が小さい
矯正治療
❸前歯上下４本がきちんと並んでいる
犬歯が生えるスペースがあるかチェック
そのままきれいに生える
矯正治療
歯の一部を削る
スペースができ、きれいに生える

前歯の状態でわかる

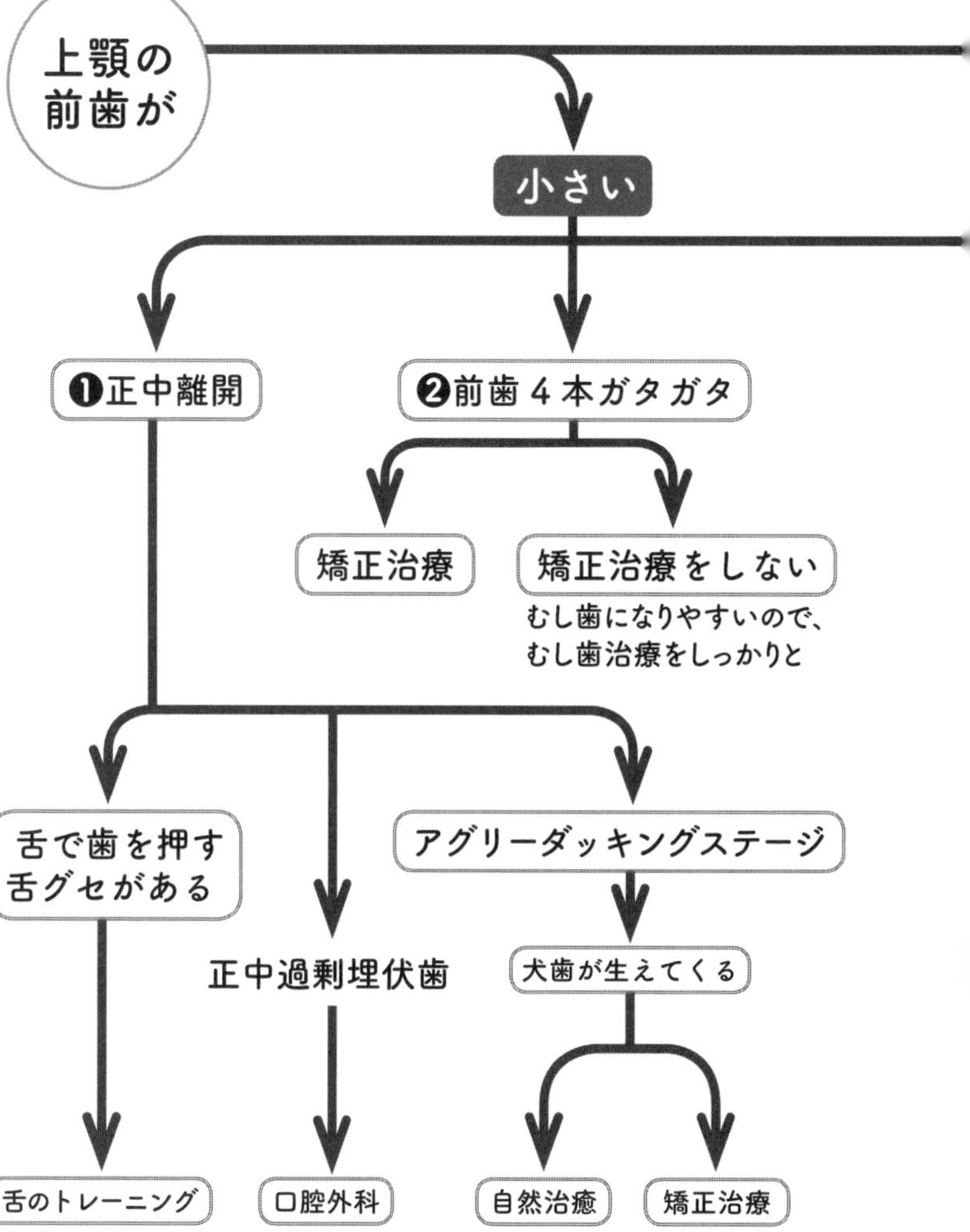
上顎の
前歯が
小さい
❶正中離開
❷前歯4本ガタガタ
矯正治療
矯正治療をしない
むし歯になりやすいので、
むし歯治療をしっかりと
舌で歯を押す
舌グセがある
正中過剰埋伏歯
アグリーダッキングステージ
犬歯が生えてくる
舌のトレーニング
口腔外科
自然治癒
矯正治療

生え替わるスペースを乳歯の段階で確保

子どもの犬歯は10歳頃に生え替わりますが、下から出てきた大人の犬歯が解剖学的に大きいので、すきまにきれいにおさまらずに歯が重なって生えてくることがあります（八重歯といいます）。

この場合は奥側の乳歯を少し削り、生え替わりのスペースを確保してあげて、いい位置に生え替わるよう誘導することもあります。これを「ディスキング」といいます。乳歯のエナメル質の部分を1〜2ミリ削ります。エナメル質には神経がないので、削っても痛みはほとんどありません。

乳歯は抜け替わる歯なので、スペースのない場合は、放っておくよりも永久歯がきれいに生えるように誘導することで、矯正治療をしないでも歯並びが整うこともあります。

とはいえ、完全に生え替わるまで油断は禁物。犬歯をしっかり見守っていきます。

●ディスキングの手順●

❶ 乳犬歯が抜けたら犬歯が入るスペースをつくるために第1乳臼歯を1～2ミリ削ります。

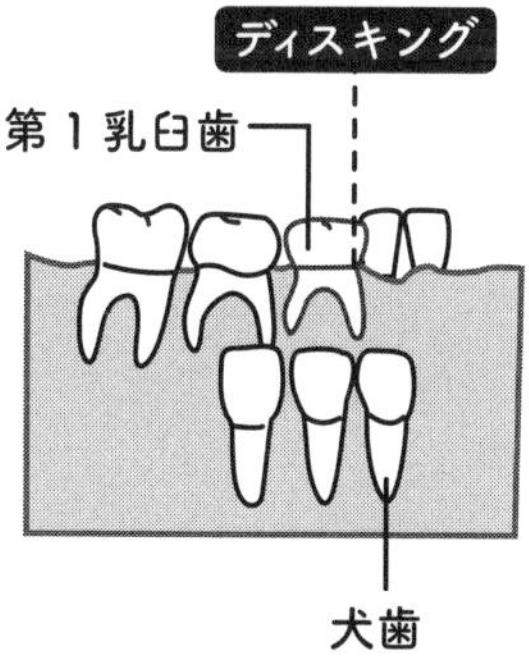

❷ 第1乳臼歯が抜けたら、第1小臼歯が入るスペースをつくるために、第2乳臼歯を約1ミリ削ります。

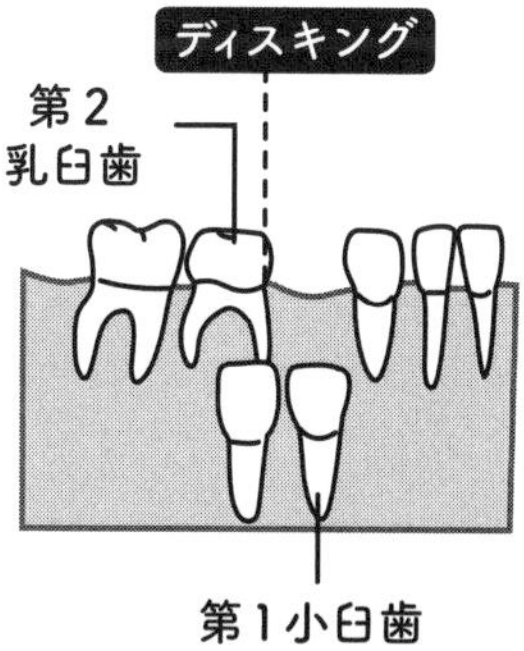

❸ 第2乳臼歯が抜けたら第2小臼歯の萌出を待ちます。

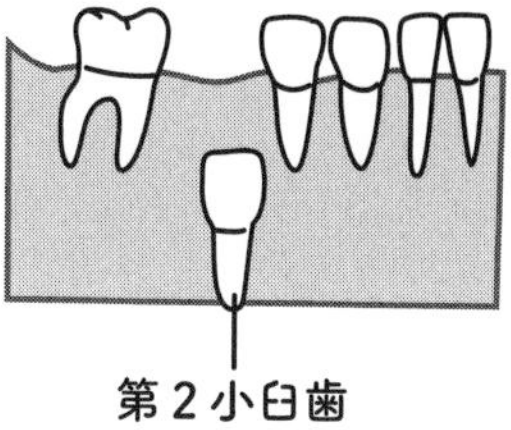

❹ リーウェイスペースがあるのでスムーズに入ります。永久歯がきれいに並びました。

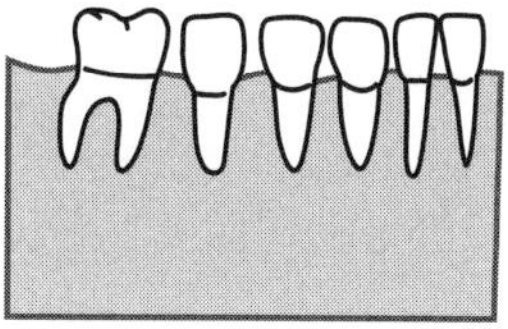

矯正治療は幼少期に始めるとメリットが

私が子どものうちの矯正治療を勧めるのは、大人になってから治療するよりメリットが大きいからです。まずは歯列矯正とはどういうものか、そのしくみからご説明しましょう。

なんらかの原因で1本だけ歯が抜けると、初めは抜けた歯1本分のすきまがあるのに、年月がたつうちにそれが徐々に狭くなっていきます。これは歯槽骨が常に代謝をくり返し、少しずつ動いているためです。歯根膜には血管や神経が通っていて、この部分が刺激を受けるとこれが信号となって骨（歯槽骨）がつくられ始め、その上にのっている歯が動いていくのです。

この歯槽骨の代謝を利用し、歯と骨の間にある歯根膜に持続的な力を加えることで、歯を前後、左右などに動かしていく治療法が、できる限り抜歯をしないための小児矯正（一期治療）です。

たいていの不正歯列は、顎の未発達によるスペース不足で、歯がひしめき合ってしまう

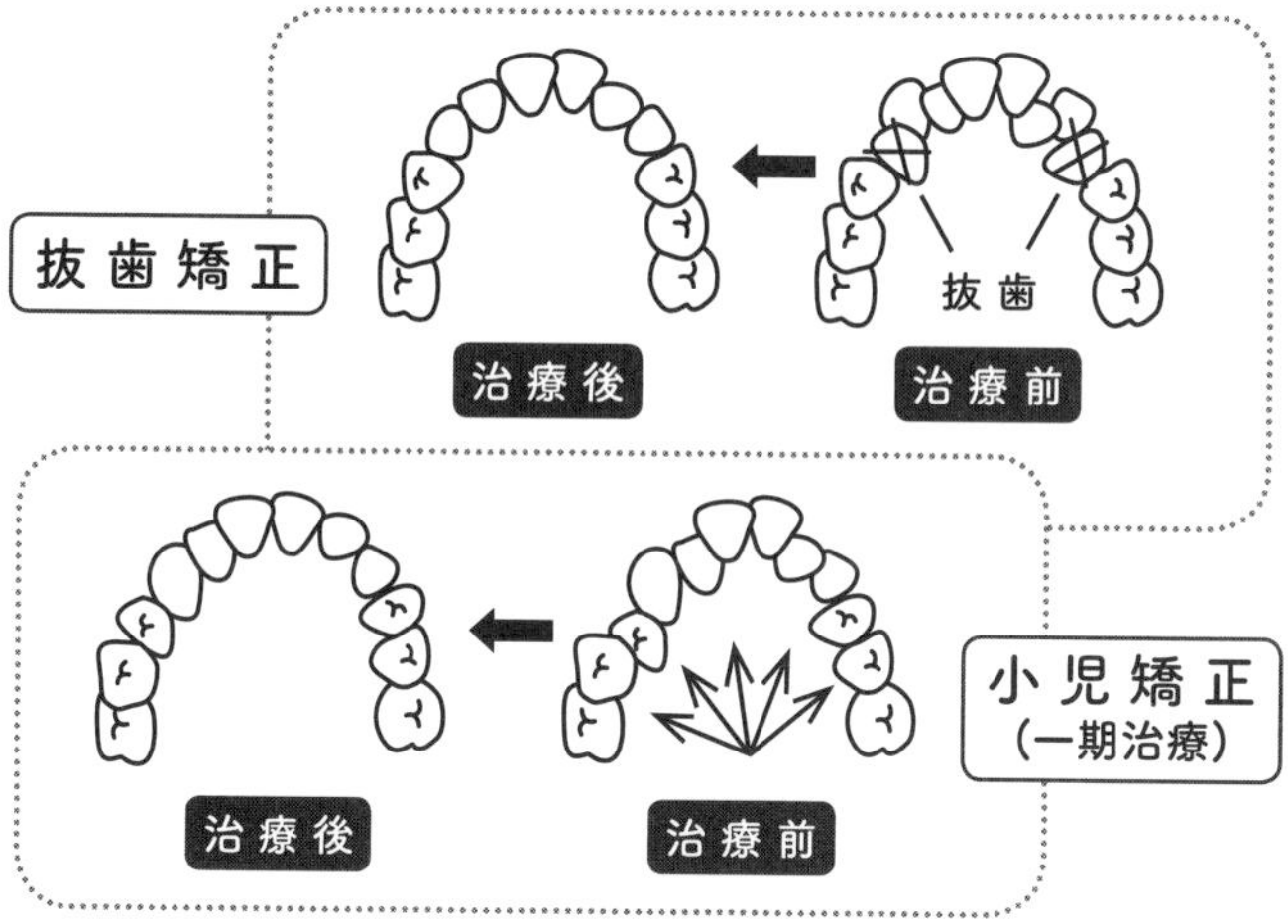

のが原因です。それを解消するため当院では小児矯正器具などで成長期に顎の形状や歯並びにアプローチをして歯並びを整えます。けれど成人後の矯正では、顎の形状や大きさが固定してしまっているため、やむを得ず抜歯をしてすきまをつくり、歯を移動する「抜歯矯正」をすることもあります。たとえうまく矯正で治療しても、歯並びが元に戻ってしまう「後戻り」が起こることもあります。

その点、子どものうちの矯正では、発育途上の顎の成長を利用しながら噛み合わせの悪化をできる限り防ぎます。正しい歯の位置関係に促していくことができるのは、この時期だけです。

歯が生えようとするタイミングで歯のス

ペースをスタンバイできれば、歯は真っすぐ生えることができます。しかし、顎が小さいなどで歯が生えるスペースがないままだと、不自然な状態に曲がって生えてきてしまい、その曲がった歯は自然には元に戻すことはできません。

生え替わりの見守りの大切さ

9歳の女の子が、久しぶりに来院しました。右上に永久歯が生えていません。犬歯がないのです。しかし、その後ろの第一小臼歯が生えてきています。小臼歯(4)が先に生えてきたので、犬歯(3)の生える幅がなく、そのままでは八重歯が決定です。矯正治療の必要性をご両親にお話ししました。

小学校低学年はとくに、歯科医院での生え替わりの見守りの大切さを感じています。

「痛くない。もちろんむし歯はない」

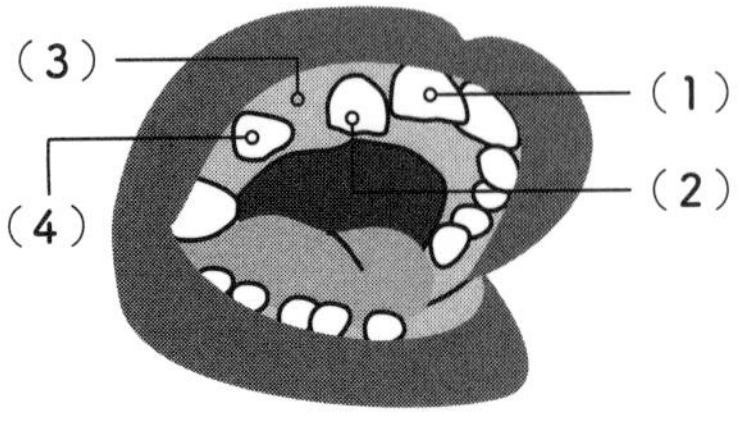

犬歯が生える前に
奥歯が生えてしまった

親から見れば問題はない。本人ももちろん何も訴えません。

この女の子は小学校3年生。塾、プール、ピアノと毎日習い事で、忙しくしています。

小学生低学年は、乳臼歯の生え替わりが順番に続きます。その時期に円滑に生え替わりを進めるために、歯科医師として「見守り」が重要であると考えています。

この女の子のケースでは、犬歯が生える1年くらい前に、歯冠と歯根の比率から犬歯の生える時期を予測して早期治療を行いスペース不足を解消し、よい位置に誘導できていれば、八重歯は回避できたかもしれません。

先ほど、チェックアップの大切さをお話ししました。痛くなくても、むし歯がなくても、チェックアップに来てくれていたら、こんな状況にはならなかっただろうと、残念でなりません。

歯並びが気になったときが始めどき

矯正治療はいつから始めればいいか、ということですが、私は「気になったときが始めどき」とお話しししています。理想的には前歯が生え替わる6～7歳頃に取り外し可能な矯正装置を使い、4つの前歯をきれいに並べるようにすると、それだけで見た目の美しさはグンと上がります。短期間で効率的に治療できるのです。この年代でしかチャンスはないので、気になる方はお勧めします。また、受け口と呼ばれる反対咬合（150ページ②参照）の場合、早期の治療をするほうが、より効果的に矯正が進みます。3歳児検診のときに受け口を指摘され、半年間様子を見ても治らない場合は矯正歯科に相談をしましょう。

保護者の方からよく聞く話に、ほかの歯科医院で子どもの歯並びを相談したら「永久歯に生え替わるまで様子をみ

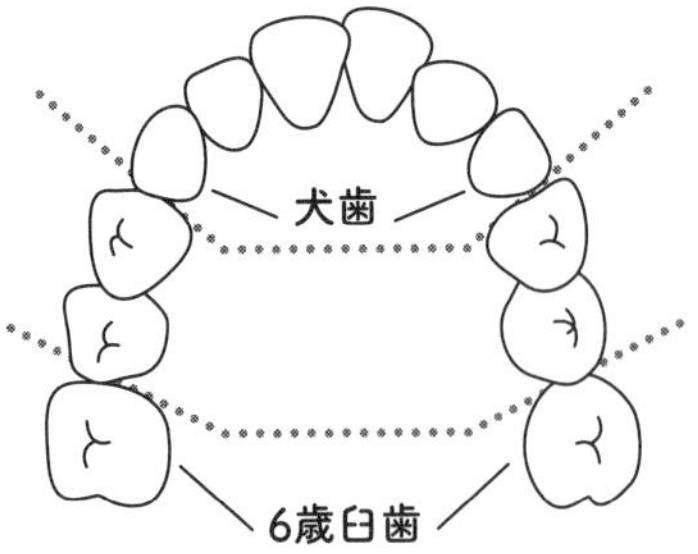

ましょう」と言われた、というものがあります。

けれど、それではもったいないと思います。顎の骨格の成長は、第1次成長期の6歳頃までに80％は終わると言われていますので、食育も大切だと考えます。手をこまねいていては、治せるものも治しにくくなってしまいます。

女児では平均9歳半頃、男児では10歳頃から犬歯が生え替わり第2次成長期が始まります。

骨格などが急激に変化するこの時期は、治療が複雑になり、費用や期間が膨らみがちです。気をつけてください。

悪い歯並びにはどんなものがあるの？

一口に「歯並びが悪い」と言っても、さまざまなタイプがあります。どのようなものがあるか、次ページでご説明しましょう。

7つの不正咬合

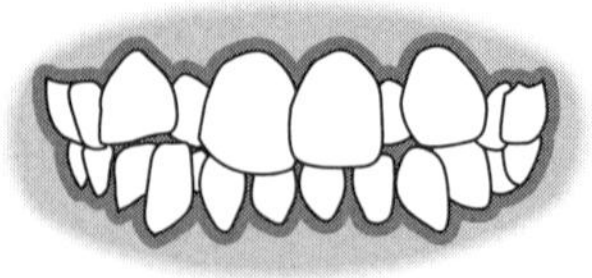

❶ 叢生《そうせい》

「乱杭歯」と呼ばれるガタガタの歯並び。

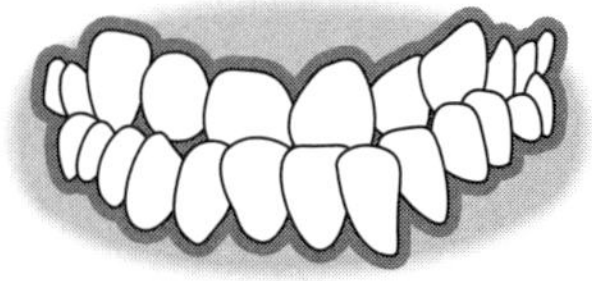

❷ 反対咬合《はんたいこうごう》

「受け口」と呼ばれ、下の前歯が前に出ている。

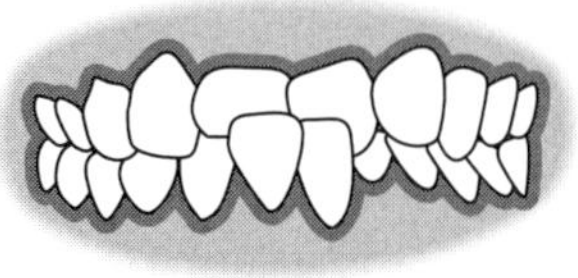

❸ 交叉咬合《こうさこうごう》

奥歯や前歯の噛み合わせがずれている。

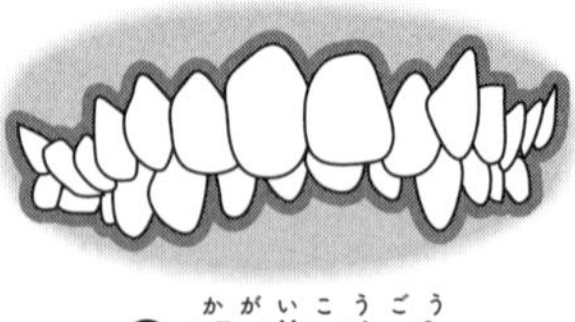

❹ 過蓋咬合《かがいこうごう》

上の前歯が下の前歯にかぶさりすぎている。

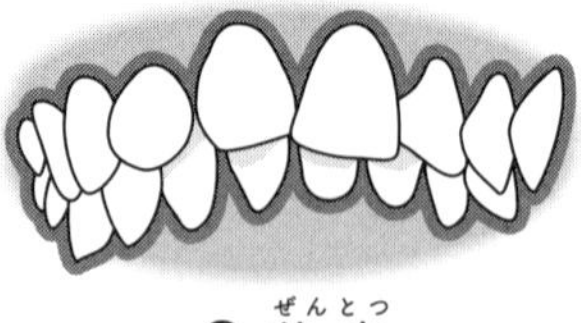

❺ 前突《ぜんとつ》

「出っ歯」と呼ばれ、前歯が出ている。

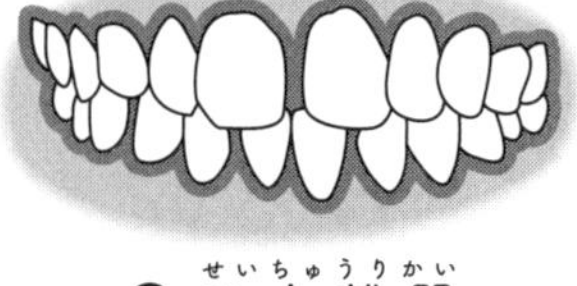

❻ 正中離開《せいちゅうりかい》

前歯の中心にすきまのある状態。「すきっ歯」。

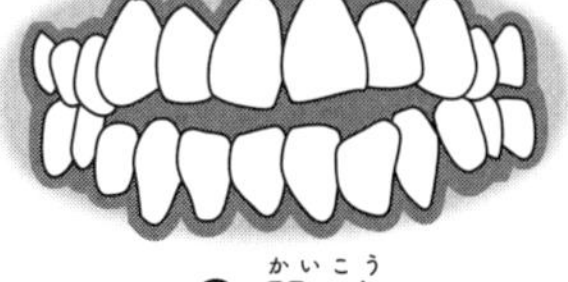

❼ 開咬《かいこう》

上下の前歯の間にすきまがある。

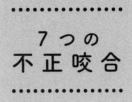

歯並びは、見た目がきれいに並んでいるだけでなく、上下の歯が正しく噛み合っているのがいい状態です。

上下の歯が何らかの原因で正常に噛み合っていないのが、これらの不正咬合です。

どれもきちんと治療計画をたて、矯正歯科専門の医師の指示に従って矯正治療を受ければ必ずよくなりますので、悩んでいる方はぜひ、相談をしてみてください。

子どもの矯正治療の流れ

具体的な治療の流れをご紹介しましょう。

子どもの矯正治療では、初診の日はまず、お子さんの口の中や顔の骨格を見て問診などをするのがメインです。それらの情報を元に、現在から将来にわたって、矯正が必要かどうかを診ていきます。

初めて受診される患者さんは学校の歯科検診などですでに不正咬合の可能性を指摘されていたり、親御さんが見ていて気になる部分があるような子たちです。そうした場合は指摘された部分を中心に、お話をうかがいながら、必要な検査をしていきます。

具体的な検査は、「顔貌や口の中の写真の撮影」「左右の噛み合わせのバランスを測る咬合圧や口唇力、舌圧測定」「歯の横幅の大きさや、頭部X線規格写真（セファログラム撮影）」「歯と顎全体のパノラマX線写真（オルソパントモグラフィー）」「歯科用コーンビームCT」などです。検査で受ける放射線被曝量はごく微量で体に影響はありません。

3D光学カメラ撮影で負担なく型取り

小さい子どもにとって、歯列の型取りは大変だと思われがちですが、最近は数分程度で苦痛なくできる方法が登場しています。

当院では患者さんが辛い従来の型取りではなく、3D光学カメラを使っていますので、ご安心ください。

従来の型取りはペースト状の印象材を口の中に入れ、それが固まるまで待つ方法で、大人はもちろん、口の違和感を持ちやすい子どもの場合、嫌がってしまったり、嘔吐しそうになったりなど型取りが困難なことがありました。

3D光学カメラを使う型取りではこのような材料を一切使わず、口に何かを挟むこともありません。口を開けた状態で小型カメラを入れ、口の中をぐるっと一周、撮影するだけです。時間もほとんどかかりません。さらに、最新機種には近赤外線によるむし歯探知機能も付与されています。

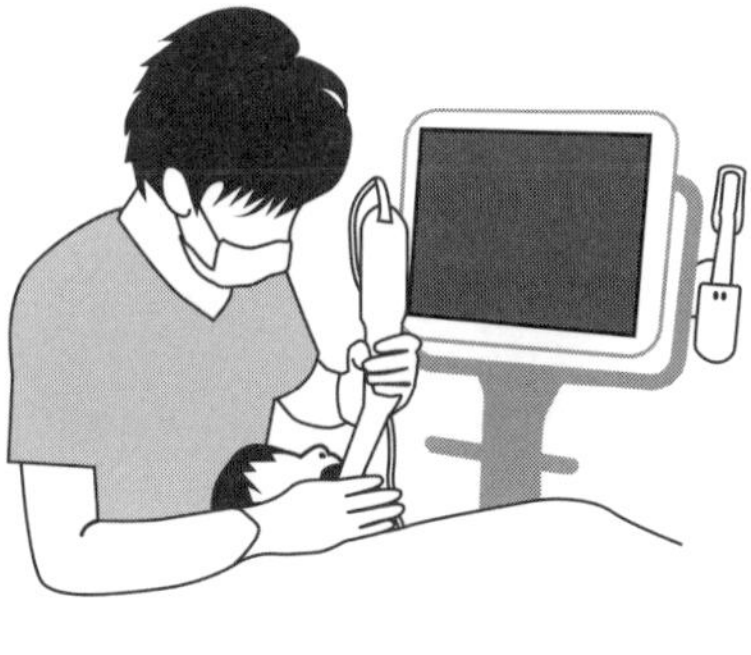

3Dカメラによる負担のない撮影

矯正装置のさまざまな種類

3D光学カメラによるスキャンデータをもとに、矯正装置をつくっていきます。矯正の順番は、まずは前歯から犬歯までの並びを整えていきます。装置も、その部分のものを準備します。

実際に使う矯正の装置も、子どもが簡単に取り外せて、苦痛なく装着できるものがほとんどです。

その多くが就寝時を中心に装着し、取り外しができるタイプなので普段通りのハミガキもできます。代表的な矯正装置を紹介しましょう。

［床矯正装置］

デコボコを矯正する装置で、歯の裏側に装着します。

「プラスチックの床」「ネジ」「ワイヤー」でできていて、装置についているネジを巻いて歯の外側に力をかけ、歯を動かしたり顎を広げたりして歯をきれいに並べていきます。装置の装着は最低でも1日14時間を目標にします。取り外しは自由にできます。

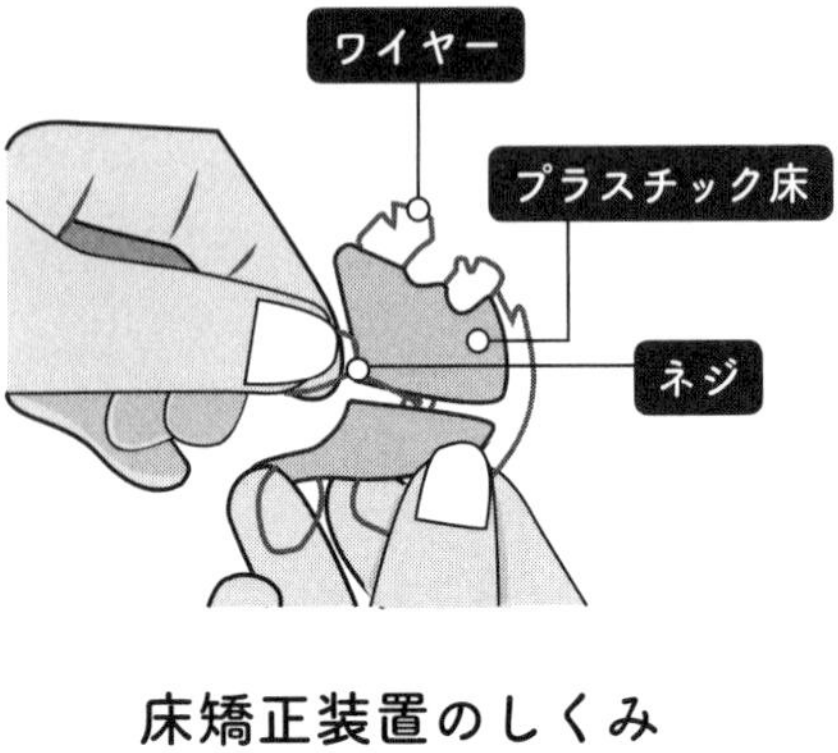

床矯正装置のしくみ

［既製のマウスピース型の小児矯正装置］

乳歯の時期から使える取り外し可能なもので、「舌が歯を押す力」と「唇が歯を押す力」のバランスを整えます。在宅時や就寝中、なるべく長時間口の中に装着します。柔らかい素材を使用しており、痛みや違和感が少なく使用できます。また弾力性があるので壊れることもありません。型取りをせずに使用できます。

3歳頃から使うことができ、日常生活に大きな支障なく治療を進めることができます。

噛み合わせ、受け口、出っ歯、ガタガタの歯並びの改善のほか、口呼吸や「お口ポカン」の改善効果も期待されます。治療効果をより高めるための独自トレーニングも開発されています。

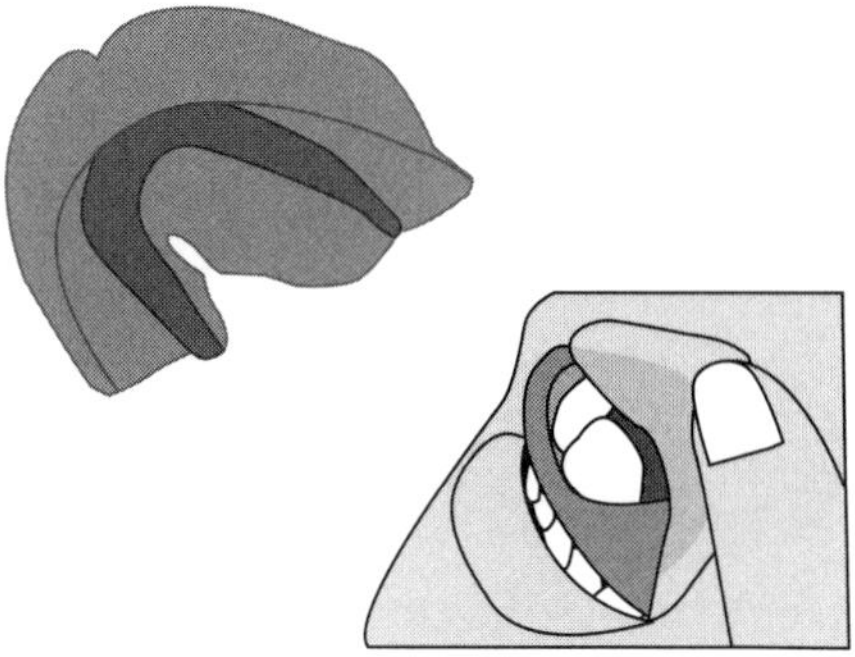

マウスピース型矯正装置

これらの装置で犬歯まできれいに並んだら、奥歯の矯正に進みます。奥歯は、乳臼歯の生え替わりスペースの誘導治療により、できる限り自然に歯並びを整えていきます。

わが子に受けさせたい矯正治療

顎の骨格の成長も利用しながら行う小児矯正は、メリットも大きいのですが難しさもあります。１本単位での矯正が難しく、理想的な歯並びにするためには個人差があります。

それに矯正治療と聞くと、ちょっと抵抗を感じる方もいらっしゃるようです。ワイヤー矯正のイメージが強いため、「痛みがあるのでは」「見た目が気になる」などの懸念から、なかなか踏み切れない方が多いのでしょう。

そこで私たちは、痛みや不快感をできるだけ軽減する方法で子どもの矯正治療を行っています。なかでも「これならわが子の矯正にも使いたい」と思える成長過程にある患者さんの歯並びを整えるのにお勧めできる治療は「透明に近く目立ちにくいマウスピース矯正」です。

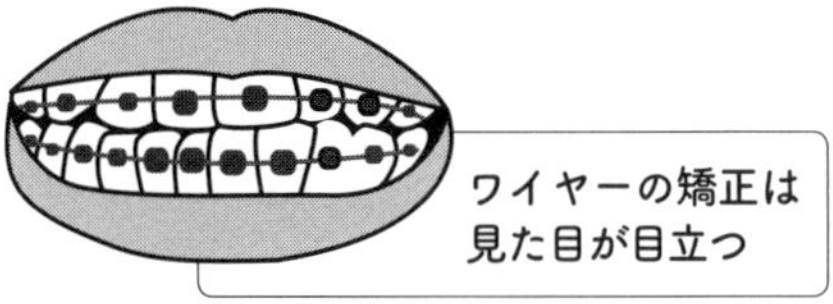

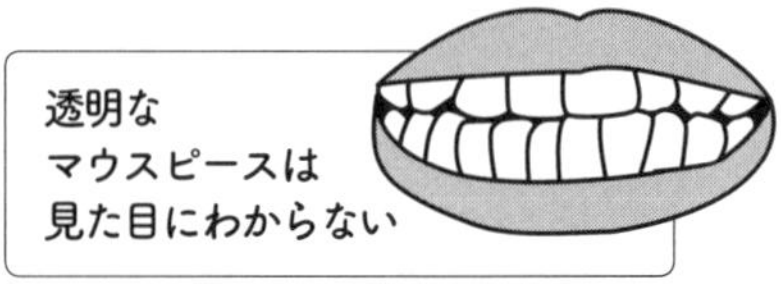

この矯正治療システムは、取り外し可能な透明なマウスピースを食事以外の時間は歯に装着するというものです。このマウスピースは7日ごとに、歯が収まる位置を0・25ミリずつずらした新しいマウスピースに交換していきます。マウスピースは医療用のプラスチックでできており、歯と歯を支える歯槽骨の間にある歯根膜の厚みに合わせて移動を促します。無理なく自然な範囲で歯を動かすので、痛みや違和感をほとんど感じなくて済むのです。たとえるなら、下ろしたてでは少しきつく感じる靴がだんだん足に馴染んでいくような、そんな装着感です。

目立たず、しかも定期交換するので衛生的。ハミガキも普段通りにできますし、食事の際は外して美味しく食べることができます。従来のワイヤー矯正に比べ、通院間隔は2、3カ月に一度でよいのです。すべてがCADソフトウェアを使用するデジタルワークフローによる画期的な治療法で、起こりうる潜在的な問題を回避できるのです。

現在まで、7歳頃から80代まで、およそ1500人の患者さんが当院でマウスピース型カスタムメイド矯正歯科装置による治療を受けられました。もちろん私も、当院のスタッフもマウスピース型カスタムメイド矯正歯科装置を使用し、その効果は身をもって経験しています。

患者さんからは、

「誰にも気づかれずにきれいな歯並びになってうれしい」

「大きな口を開けて笑うことができるようになった」

「鏡で美しくなった歯並びをながめていると、矯正をして本当によかったと思う」

など、たくさんの喜びの声をいただいています。

子どもの未来にとって、非技歯矯正に導くのはベストな選択

このマウスピース型カスタムメイド矯正歯科装置には、だいたい7歳から装着できる子ども用があります。乳歯のあるこの年代でも、すべての歯を動かすことができます。

マウスピース型カスタムメイド矯正歯科装置の子ども用の装着によって、先に生えた前歯4本の位置を正しくすることができます。そして第一大臼歯をよい位置にしておき、その間の小臼歯が並ぶスペースをきちんととっておけば、これから生える歯を正しい位置に誘導することができます。前後にも横、垂直にも成長誘導でき、理想的な歯並びをつくることの近道になるのです。

私たちが大切にしている診断のポイントの一つに歯科用CT（CBCT）による骨内の小臼歯の方向やとくに歯の幅径を確認しています。この時期の歯列矯正として、床矯正装置とマウスピース型の小児矯正装置が顎の発育不足を加療する装置だとするなら、マウスピース型カスタムメイド矯正歯科装置の子ども用は正しい歯列にしていく治療と言えるでしょう。

ただし、この治療が受けられる乳歯の状態については条件もあります。第一大臼歯が萌出しており、切歯のうち少なくとも2つの歯が3分の2以上萌出していること、またそのほかの乳歯、永久歯の萌出状況も判断材料となりますので、専門医による正確な判断が重要になります。

また短期間で入れ替える完全なオーダーメイドとなるので、費用は床矯正装置と既製のマウスピース型の小児矯正装置より高額になります。

なお、子ども用のマウスピース型カスタムメイド矯正歯科装置の装着期間は1年半が目安です。マウスピース型カスタムメイド矯正歯科装置の子ども用（一期治療）を終えてからは夜間のみマウスピースをして萌え替わりを待ちます。また、二期治療の仕上げとして大人用マウスピース型カスタムメイド矯正歯科装置をすることでよりよい歯並びにしたり、後戻りを防ぎます。

ただし、この二期治療を行うかどうかは成長状態によって個人差があり、必ずしも必須とは限りません（治療費用が発生することもあります）。一人ひとりのお子さんの生え替わりの状態にもよりますが、7、8歳から始めるのがベストでしょう。なぜならば、乳犬歯と側方の乳歯が萌え替わる前のグラグラとしてこない時期こそ、しっかりと歯牙移動ができるからです。そして、12歳臼歯が生えてくる前であれば6歳臼歯を後方移動させることができるので、この時期に、子ども用マウスピース型カスタムメイド矯正歯科装置の特性を生かして、上下の6歳臼歯関係をよくしていきます。

できる限り、非抜歯で永久歯の生えるスペースを作ってあげるためには、すべての歯が生え替わるまで待っていては遅いのです。

一般的によく耳にする永久歯が生えそろってからの矯正治療の場合、抜歯前提の治療になってしまったり、矯正の治療期間が長引くことが懸念されます。

最近は中学受験前に治療を完了したいなどの予定を加味した上で、できるだけストレスフリーになる時期を治療期間に充てるご提案をしています。

Part 5

12歳から18歳

歯育ての仕上げに美しく整える
正しい矯正で自信をつくる

歯並び予防

12歳から18歳

むし歯予防の習慣を身に付け、矯正治療を完了させる

本格的な精神的自立を迎える思春期。自ら考え行動するお子さんに、頼もしさや喜びを感じますね。けれど反面、親に言われたとおりに行動しないことも増えてきます。歯育てにおいても、なかなか思うようにいかない場合も多くなるでしょう。

むし歯予防のための食習慣やハミガキ習慣は、ぜひこの時期までに身に付けさせましょう。

そこでこの章では、歯列矯正を中心にお伝えしていきます。

この時期から使えるマウスピース型カスタムメイド矯正歯科装置の大人用

先に紹介したマウスピース型カスタムメイド矯正歯科装置の子ども用の次の年代では、マウスピース型カスタムメイド矯正歯科装置の大人用による積極的な矯正をお勧めしています。

透明で薄い特殊な矯正マウスピースを、食事とハミガキ以外の時間に装着するマウスピース型カスタムメイド矯正歯科装置の大人用は、高度なテクノロジーの進化により、かつてマウスピースでは治療不可能と考えられていたあらゆる歯並びの症例まで治療可能となりました。

民間および矯正専門医の間にはワイヤーとブラケットを用いて治療することこそが矯正治療であるという誤解があります。しかし患者さんはワイヤー治療と同等の治療結果を期待し、より快適で簡便な治療法を希望されるようになってきました。

理想とする笑顔、顔立ち、噛み合わせのゴールはそのままで、さらに患者さんが望んでいる治療方法を探求していくことが大切だと言わなければなりません。適切に透明なオーダーメイド型マウスピース矯正装置の治療を行えば、決して妥協した治療結果に終わることはありません。

当院では2006年の開業時から、成人の患者さんへのマウスピース型カスタムメイド矯正歯科装置の大人用の治療に取り組んでいますが、最近では、小学校低学年の小児矯正治療にも子ども用を使用しています。

ワイヤーによる治療は永久歯が生えそろってから実施するのが基本であるのに対し、永久歯が出そろった頃にはよい歯並びができあがっているというものです。

まわりの人にも気づかれません。マウスピースをつけた時にどういう感じか聞くと、子どもたちはみんな笑顔で全然大丈夫とグーサインをしてくれます。

また、親御さん自身が小さい頃から自分の歯並びがコンプレックスだったと、親子でマウスピース型カスタムメイド矯正歯科装置の大人用の治療を受ける方も増えてきています。

思春期にマウスピース型カスタムメイド矯正をするメリット

この時期のマウスピース型カスタムメイド矯正歯科装置矯正のメリットを、従来のワイヤー治療と比較しながらお伝えしましょう。Ｐａｒｔ４の「小児のマウスピース型カスタムメイド」とも共通するものです。

①見た目が気にならない

小学校の高学年くらいになると見た目を気にする時期になってきます。「ワイヤーが嫌」という気持ちは大人よりも強いのです。「矯正をやっていると知られないこと」はとても大きなメリットになるでしょう。

マウスピース型カスタムメイド矯正歯科装置で使用するマウスピースは厚さ０・５ミリ以下の透明な医療用プラスチックでできています。そのため、装着時にほかの人から気づかれるようなことはほとんどありません。

ワイヤー矯正だと歯を固定するための装置を使わなければならないため、どうしても器具が目立ってしまいます。その点ほとんどわからない透明なマウスピースは、見た目を気にせず矯正治療を進められます。「ワイヤー矯正は嫌だけど、透明なマウスピースならやってもいい」と受診されるお子さんもとても多いのです。

患者さんの多くは学校や職場で誰にも気づかれないまま治療をしています。お友だちに矯正治療をしていることを話し、「気づかなかった」と驚かれるケース、お友だちがしている治療を見て「それだったらやりたい」と治療を始めるケースもあります。

この時期の治療は最終的な噛み合わせのゴールに向けての治療ですから、お子さん本人の「やる気」が何よりいい結果につながります。

また、ワイヤー矯正は転んだり、ボールがぶつかったりして器具でケガをするリスクがありますが、マウスピースの場合、そうしたリスクがとても低く、部活やスポーツなどに支障をきたさないというメリットもあります。ワイヤーではないため、口内炎などにもなりにくいのです。

ここ最近は、母娘で楽しみながら矯正治療を受ける方も増えています。

②痛みがない

ワイヤー矯正は歯科医師が歯の動きに合わせてワイヤーを引っ張って力を加えていき、歯を動かします。これに対してマウスピース型カスタムメイド矯正歯科装置は歯と骨の間にある歯根膜の厚み、わずか0・25ミリを利用して、マウスピースによる圧力で左の図のように歯を動かしていきます。

このため、ワイヤー矯正具装着のような無理をして生じる痛みをほとんど感じません。

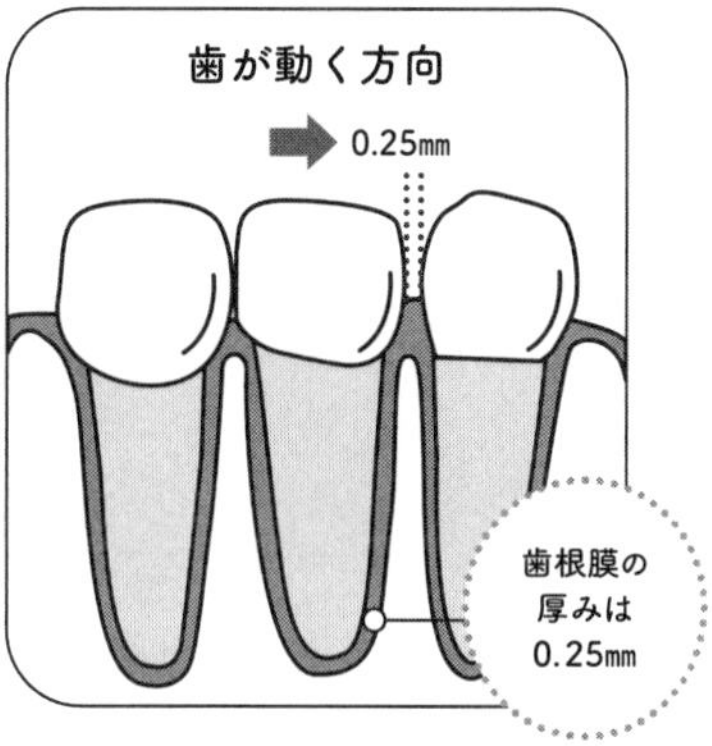

③衛生的

ワイヤー矯正は治療が終わるまで、矯正装置を取り外しできないため、食べカスが歯にはさまりやすくなります。装置をしたままだとハミガキが難しいため、むし歯になりやすいという問題もあります。

マウスピース型カスタムメイド矯正歯科装置は取り外しが可能で、食事中やハミガキ時はマウスピースを取ります。ですからワイヤー矯正の場合と比べて、むし歯菌の歯への付着が5分の1〜2分の1に減ることがわかっています。

また、マウスピースは7〜14日ごとに新しいものに取り換える使い捨てです。とても衛生的に治療を進められます。

④金属アレルギーの心配がない

ワイヤー矯正のワイヤーは金属が多いため、金属アレルギーの人には使えません。また、透明なマウスピースはプラスチックでできているので、金属アレルギーの心配がなく安心です。当院では補助装置を使用する場合にも、できる限り金属を使用しないものを選ぶようにしています。

⑤通院頻度が少なくてよい

ワイヤーを用いる既存の矯正装置よりも通院頻度が少なくて済みます。まとめてマウスピースをもらい、7日～14日ごとに自分で交換してもらいます。

マウスピース型カスタムメイド矯正歯科装置治療の流れ

透明なマウスピース型カスタムメイド矯正歯科装置の治療の流れについて、当院の場合を例に紹介していきましょう。

この治療は、最初の治療計画がとても重要です。ここを誤ると、正しい効果が出ないだけでなく、思わぬアクシデントも起こりやすくなります。治療は必ず知識と経験の豊富な専門医のもとで行ってください。

①無料カウンセリングで相談

矯正専門のスタッフが患者さんの悩みを聞き、治療方法などについて説明します。

日本矯正歯科学会認定医師が実際に口の中を診察し、3D光学カメラで5分程度のスキャンにより口の中を撮影します。この口腔内スキャナー独自のソフトウェアを使用して、矯正治療後のイメージ画像による最終位置を並べて表示できます。患者さんは治療に進む前に視覚的にイメージの確認ができるため、コミュニケーションがとりやすくなります。当院ではご希望があれば、現在の歯列の状況と治療した場合のイメージ結果をメールで送信しています。そうすることで患者さんがご家族とも相談しやすくなります。

当院では、母親がお子さんを連れて来院される場合が多いです。患者さんの母親が子どもの頃に矯正治療で痛い思いをしている場合や、ご自身の歯並びに満足されていない場合、わが子には同じような思いをさせたくないと考えることでしょう。また、マウスピース矯正治療で痛みの少ない矯正治療を受けた子どもたちが大人になり、自分の子どもに矯正治療を受けさせることがあれば、やはり、マウスピース矯正治療を選択するのではないでしょうか？　成長期のお子さんには非抜歯による矯正をお勧めしています。治療期間や費用など、不安や気になることがあればなんでもお答えします。

②精密検査

状態をさらに詳しく調べるために口の中の写真や矯正専門のレントゲン写真を撮ります。また、マウスピースをつくるためには歯型データが必要です。

152ページでもふれたように、従来の矯正治療ではペースト状の印象材という材料を口に含んでもらい歯型を取りますが、マウスピース型カスタムメイド矯正歯科装置ではこの型取りの代わりに3D光学カメラを使って口の中を撮影していきます。この方法だと時間もかからず、苦痛はありません。

③治療計画シミュレーション確認

データをもとにオーダーメイドのマウスピースを作製します。

まずはシミュレーション確認を行います。撮影した患者さんの歯型データを、治療計画とともにこの矯正装置を作製しているアメリカの企業へ送り、先方のプログラマーが治療計画プログラムの初期提案を作成します。

これに主治医（日本の矯正歯科医師）が細かな指示を出し、歯列全体の治療計画のシミュレーションが完成していきます。

できあがった治療計画を患者さんと一緒に確認します。

なおこのとき、あらためて治療期間や抜歯をした場合、しない場合などの治療の違いについて説明の時間を設けています。

④完成を待つ間に、準備をする

患者さんの同意を得た上で、いよいよマウスピースの作製に入ります。

マウスピースが届くまでの間に患者さんにはむし歯治療、抜歯が必要な方には抜歯の処置などを行い、矯正治療の準備を整えていきます。それぞれの治療に関しては各分野の専門歯科医師が担当します。

ちなみに抜歯矯正治療を行った人は、代わりにマウスピースに白い歯をつけますので、見た目は気になりません。

⑤いよいよ矯正治療を開始

約1カ月ほどで実物が送られてきます。

マウスピースは10～14日ごとに新しいものに交換します。約2カ月ごとに1回のペースで来院していただき、使用状況、マウスピースの適合などを確認します。来院ごとに複数個のマウスピースをお渡しし、患者さん自身が交換します。装着時間は食事とハミガキ以外のすべての時間（22時間以上）で、きちんとつけると歯の動きも早くなります。

⑥治療終了、保定期間

治療終了までの期間には個人差がありますが、正しく装着すれば目安として、抜歯をしていない場合は約1年前後、抜歯をしてから矯正治療を行った場合は約1年〜1年半前後が一般的です。これは、数年かかるワイヤー矯正に比べるとだいぶ短期です。

治療後は後戻りを防ぎ、きれいな歯並びを保持するために、2〜3年間の保定期間（リテーナーと呼ばれる透明な保定装置を使う期間）を設けています。この期間はメンテナンスのために約4カ月ごとに歯科医師の診察を受け、指示に従って保定を行います。

むし歯になったらどうするの？

必要な場合は矯正治療と並行して、むし歯の治療も行います。

従来のむし歯治療のほか、当院では天然歯に近い材料を使った美しい歯が短時間で作製できるCAD/CAMシステムを導入しています。

歯科用のCAD/CAMとはコンピュータ制御によって歯の修復物を設計・作製するシステムのことです。最先端の3D光学カメラを使用して患部を撮影（スキャン）し、その部分の歯列をモニター上に再現。コンピュータの図面上で修復物を設計し、ミリングマシンという、自動の削り出し機械がデータを元に複製の歯をセラミックから削り出します。

通常、歯の修復物は歯科技工所に作製を依頼し、完成品が送られてくるのを待ちますが、CAD/CAMシステムを備えた歯科医院なら当日にできるので、短期間で経済的に作製できます。また金属ではなく、生体親和性がある素材を使うのでアレルギーなどの心配がなく、天然歯と同じ強度で噛み心地、すり加減などがとても自然です。むし歯の再発率も低い治療法となります。

マウスピース型カスタムメイド矯正歯科装置の患者さんの場合、すでに治療をはじめるときに3Dカメラで歯型のデータをとっているので、これを利用するとすぐに元と同じ形の修復物（むし歯を削った後にかぶせるもの）をつくることができます。最短で約1時間あれば作製でき、その日のうちに治療をすることもできます。

もちろん、マウスピース型カスタムメイド矯正歯科装置の治療中にむし歯ができた場合でも、同様に治療が可能です。

治療の費用はどのくらい？

マウスピース型カスタムメイド矯正歯科装置治療に保険は適用されません。費用は医療機関によって異なります。当院では検査、シミュレーション、マウスピースの作製、治療費などすべて含んでおよそ小児は50万円〜、成人は100万円程度です。また医療費控除の対象になります。

初回のカウンセリングは無料です。料金も含め、納得のいくまで相談されることをお勧めします。

しみる、痛む、発音に問題が起こるなどの心配は？

歯の根元は表面のエナメル質が薄く、加齢などで歯の根元が露出すると冷たいものが触れたときなどに知覚過敏が起きやすくなります。一般的な矯正治療では一部の歯に大きな負担がかかり、根元がえぐれて知覚過敏になりやすい傾向がありますが、マウスピース型カスタムメイド矯正歯科装置なら無理な力をかけるようなことはありませんので、こうした訴えはほとんどありません。

また、痛みについては個人差はあるものの、ほとんど訴えはありません。ただし、少し歯が浮いたような違和感があるとおっしゃる方はいます。最初の数日は「発音がうまくできない」と感じる方がいますが、1週間もたつうちに慣れていきます。当院では患者さんにお電話をして装着感を確認するようにしています。

Part 6

18歳から

初対面の印象は、歯の美しさで決まる
18歳からの審美歯科

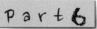

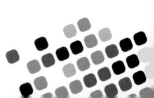

18歳から

歯並びやむし歯予防は完了。より美しい歯にするために

歯のホワイトニングを受ける人が急増中

高校を卒業すると、大学進学や就職などお子さんをとりまく環境は、ますます広がっていきます。社会の中ではきれいな歯並びや美しい白い歯は、その人の価値を高めるパーツになります。お子さん自身も客観的に周囲の目を意識し、その重要性を理解するようになっていくでしょう。

この時期の矯正は「非抜歯」であることを念頭にマウスピース型カスタムメイド矯正歯科装置で行うことがお勧めです。この時期に、白く清潔な印象の歯にする「ホワイトニング」を始めるとさらによいでしょう。

最近、ホワイトニングの施術を受けるために歯科医院を訪れる若い人がとても増えてい

ます。女性ばかりではなく、男性もめずらしくありません。

かつては芸能人や一流スポーツ選手の贅沢なおしゃれだと思われていましたが、手軽に家庭でも行えるようなホワイトニング法が普及してきたことや、ホワイトニングという施術自体の価値をあらためて認識する人が増えたことで、いま隠れたブームとなりつつあるようです。

マウスピース型カスタムメイド矯正歯科装置を親子で受けるご家族が増えているとお話ししましたが、これからご紹介するホワイトニングも親子で施術を受けるケースがよくみられます。一緒に体験すると共通の話題ができ、コミュニケーションも円滑になるようです。

ホワイトニングを受ける価値はどういうところにあるのか、そこからご説明しましょう。

白い歯は、人間的な魅力を感じさせる

第一に、もちろん見た目の印象が大きく違う、ということです。

第一印象は、歯の色でずいぶん変わるものです。白い歯は若さ、知性、清潔感があるなどのイメージを人に与える、ということが心理学的にも明らかにされています。

2013年のイギリスの調査では、歯が白い人は平均で5歳若く見え、さらに採用面接の合格率が高まるという結果が出ています。面接試験官は、歯の色で合否を決めるわけではありません。しかし、歯が白いと知的で清潔感のある若々しさを感じます。それが潜在的な能力が高い人というイメージにつながるのです。

つまり歯の白さだけで人生が左右されることもあるということです。

多くの患者さんを診察してきた私自身、歯を白くした人はなんとなく明るい印象になり、顔の肌色が明るく透明感が増したように感じたり、歯並びもきれいに見えるなと実感しています。

歯が白いと積極的で明るい性格になる

男性も女性も外見にコンプレックスがあると、自分らしく行動できない、積極的になれない、コミュニケーションが苦手などのデメリットが出てきます。

とくに歯並びや歯の色に自信がないと、人前で笑ったり、快活に話すことを避ける人も多いようです。せっかくの魅力的な自己表現方法を、自ら封印してしまうのは残念なことですね。

ホワイトニング施術を受けた人から「以前よりも積極的で明るい性格になれた」「社交的になれた」という感想を多くうかがいます。

「笑顔が増えた」「笑顔に自信がもてるようになった」「人に会うのが苦にならなくなった」など、多くの人がホワイトニングをしたことで内面や行動に変化が生じているようです。

自信を持って自分らしく生きるきっかけをつかむためにホワイトニングを受けたい、というように内面的な向上を目的に施術を望む人は、ますます増えてくるでしょう。

ホワイトニングは歯の強化・むし歯予防にもなる

ホワイトニング剤に含まれる歯を白くする成分は、過酸化尿素というものです。この成分がホワイトニングに使われたきっかけは、偶然でした。

1960年代、アメリカでは歯周病の原因菌を殺菌する薬剤として過酸化尿素が使われていました。1968年のこと、歯並びの矯正後にマウスピース型の保定装置を使っていたある患者さんが、歯肉炎になってしまいました。歯科矯正医師は、歯肉炎の治療のために、過酸化尿素を含むジェルをマウスピースに注入して患者さんに装着させました。しばらくすると歯肉炎は改善しましたが、予期せぬ面白いことが起こりました。歯が白くなったのです。副次的な効果に、患者さんは大喜びでした。これがきっかけで、ホワイトニングに過酸化尿素が使われるようになったのです。

歯周病の殺菌に使われていた成分を利用しているのですから、ホワイトニングを継続する患者さんは歯周病も発生しにくくなるという効果も得られます。

また、ホワイトニング施術を行うと、歯がフッ素を取り込みやすい状態になります。ホワイトニング後の歯は、フッ素剤を使わなくても唾液による再石灰化の作用が高まり、むし歯菌の出す酸によく耐えられるようになることが、最近の研究で明らかにされています。さらにむし歯菌の温床となるバイオフィルムもつきにくくなるのです。

少し前までは「歯に害があるのでは」と誤解をされることもあったホワイトニングですが、実はこのように歯の強化やむし歯予防にも効果があることがわかってきています。

まずは表面の汚れをとるクリーニング

どんな人でも赤ちゃんの頃の乳歯は、透き通るような自然な白です。しかし残念ながら大人になるにつれてさまざまな色や汚れが付着してその美しさが失われていきます。

歯の着色は、大きく分けて2つの要因があります。1つはコーヒーやお茶、タバコなど、習慣的に口に入れる飲食物の色が付いてしまうということ、そしてもう1つは加齢による黄ばみです。

コーヒー、紅茶、タバコ（煙）、赤ワイン、カレーなどによる歯の着色は、ホワイトニングの前にクリーニングするといいでしょう。

汚れは外側に付着していますから、歯科医院で専門的なクリーニングを行えば、それだけでもかなりきれいになります。

しかしクリーニングをしても、なんとなく全体的に黄ばんでいるように感じられるかもしれません。これは加齢や遺伝によるもので、表面の汚れではなく、歯そのものが変質しています。年を取ると歯が黄色くなるのは、半透明のきれいな白いエナメル質の下にある象牙質の厚みが増すために、象牙質の黄褐色の色がエナメル質を通してよく見えるようになるからです。

あるいは、抗生物質などを服用していると、その影響で歯が茶色っぽくなることがあります。また、むし歯や歯周病が進んで歯の神経が死んだ場合も、その歯だけ薄黒く変色します。

このような表面の汚れではない歯自体の変色は、通常のクリーニングでは白くなりません。これをきれいにするのが、ホワイトニングです。

複数回かけて、少しずつ白くすることが大切

ホワイトニングの施術は、過酸化物などが含まれるホワイトニング剤を歯に塗り光を当てて、歯の色素を分解するというものです。

衣類が黄ばむと漂白をしますが、やりすぎると生地をいためてしまいますね。

歯のホワイトニングも同様で、ホワイトニング剤の量が多すぎたり回数をやりすぎたりすると、歯や歯茎にダメージを与えてしまいます。

そうならないためには複数回をかけて、ゆっくり、少しずつ白くするようにします。大切なイベントなど仕上げたい期日があるなら、歯科医院で相談すれば仕上がり期を計算してホワイトニング・スケジュールを立ててくれるでしょう。

大切な日、例えば結婚式などが決まったら、1年前くらいから計画的にホワイトニングを始めます。しかし多くの人が、ホワイトニングに時間がかかることを知りません。大事な日の1週間前に慌てて歯科医院に駆け込む、というようなケースが少なくないのです。

ホワイトニングは気長に計画的に行うことを覚えておいていただきたいと思います。

2種類のホワイトニングの方法

具体的に、ホワイトニングのやり方についてお伝えしましょう。ホワイトニングには、歯科で行う「オフィスホワイトニング」と自宅でもできる「ホームホワイトニング」があります。

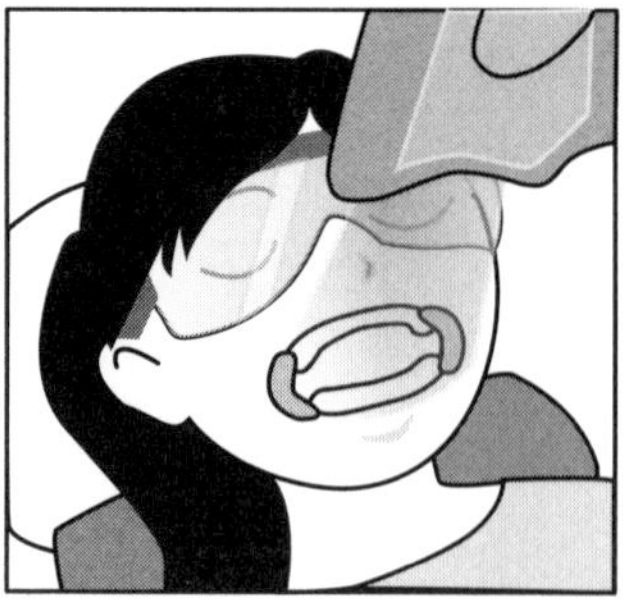

オフィスホワイトニングのやり方

まずは歯科で行うオフィスホワイトニングから説明しましょう。

ホワイトニング効果のあるジェルを歯の表面に塗り、そこに光を当てて色素を分解します。基本は、上下の前歯12本に行います。オフィスホワイトニングの長所は、1回の施術ごとに白くなるのを実感できるところです。1回でも、歯の内部の黄ばみを見えにくくする効果があるのです。これには、どのくらいの白さにするかによって、いくつかの種類があります。

さらに、結婚式が近いなど限られた時間内でどうしても歯をきれいにしたい、という場合は、高濃度ホワイトニングという方法があります。ジェルを塗布後、光を10分間照射するのを3回行います。これを1週間に1度通院し、複数回くり返します。さらに汚れがつきにくくなる仕上げ磨きをします。この方法ですと短期間で白さはだいぶアップします。ただし、無理をすると歯にダメージがあることもありますので、様子を見ながら行います。

ホームホワイトニングは、オーダーメイドのマウスピースにジェルを塗布し、1〜2時間ほど歯に装着するというやり方です。毎日行うのが理想ですが、週3日程度でも効果はあります。オフィスホワイトニングに比べ、白くなるまでに時間がかかりますが、色持ちがよく、ツヤや透明感があります。また微妙な濃度を調節することが可能です。プラークがつきにくくなるというメリットもあります。

どこまで白くなるかは個人差がある

ホワイトニングを始める際のカウンセリングで必ずお伝えするのが、「効果には個人差がある」ということです。同じ施術でも、どこまで白くなるかは人それぞれに違いがあります。ですから一概に「ここまで必ず白くなる」とは言えません。もちろん確実に効果はありますが、歯質によっては満足できるまでに予定より施術回数が増えることも出てきます。

また、これまで服用していた薬の影響で白くならない人や、歯の根の治療をして神経が生きていないような人はなかなか効果が出にくいこともあります。詰め物をしている場合も、そこは自分の歯ではありませんから、色は変わりません。

ホワイトニングの薬剤には多くの種類があり、濃度が濃いものを使えば白くなる効果も当然高まります。けれどしみたり、痛みを感じることもありますので、そういうことがないよう十分にケアをしながら、患者さんに合ったやり方を提案していきます。

ホワイトニングができない人もいる

ホワイトニングに使う薬剤は、口内の消毒剤として長期間使われてきた薬剤とほぼ同じ成分です。基本的には、健康を害するような副作用は心配ありません。

しかし、人によって特定の薬剤に過敏な場合もあります。それまで薬のアレルギーがなくても過敏な反応が現れることもあるので、ホワイトニング剤の量は少なめからスタートします。

また妊娠中、授乳中の人は受けることができません。アレルギー体質の人、薬剤の成分を分解する酵素を持たない人（無カタラーゼ症）の人は、必ず歯科医院に申し出ましょう。きわめて慎重に施術を行っていくか、あるいは施術できない場合もあります。また、15歳以下の方は歯が未発達のため、当院ではお断りしています。

むし歯、歯周病、知覚過敏、詰め物のトラブルなどがある場合には、まずそれらをきちんと治療してからホワイトニングを行います。

薬剤が歯茎に付いたときにしみて痛い、という患者さんもいます。そのときは、しみ止めのジェルをあらかじめ塗布して行います。

施術後に痛みが出ることもありますが、ほとんどは一時的なもので心配はありません。不快症状が続く場合には、歯科医院に相談してください。

全身の健康のためにも口腔ケアが必要です

ホワイトニングを行う前に必要なこととして、前述のようにむし歯や歯周病の治療、基本的なクリーニングなどが挙げられます。

こうして口腔ケアをきちんと行うと、歯の表面がツルツルになり、口の中全体もすっきりして、とても気持ちのいいものです。

そのうえでホワイトニングを行うと、ワンランク上の口元に変身した実感がわいてきます。外見的な自信だけでなく、内面的な口腔衛生のモチベーションも上がるのです。

これはとても大切なことです。

ホワイトニングは、見た目をつくろうためだけが目的ではありません。

口元の美しさ、歯の美しさにこだわることは、口の中の歯や歯茎を健康に保ち、いつまでも自分の歯でしっかり食べ、元気に自立して生きていくことにつながります。

ホワイトニングをきっかけに意識が向上し、私たち歯科医院が提案する「10年後も20年後もずっと自分の歯で食べて健康を維持しよう」を目指すようになる方も少なくありません。

歯の矯正も同様ですが、審美歯科は口腔の健康、ひいては全身の健康を増進して元気に長生きするための予防歯科にもつながっていくのです。

審美歯科も全身の健康につながるということを、ぜひ理解してほしいと思います。

だからこそ私たちは、お子さんの歯育ての一環にホワイトニングの選択もご提案しているのです。

おわりに

歯科医師である私は、現在東京都三鷹市と武蔵野市で４つの歯科医院を開設しています。その中には小児歯科と歯科矯正治療の専門医院もあります。

通常これらの専門施設は、同じ歯科医院の中に併設されていることが多いと思います。なぜ、それぞれ別に開院しているのかといえば、子どもの歯育てが、子育てにおいてとても大切であると痛感しているからです。

歯育てという言葉に本書で初めて触れた方も多いと思います。「むし歯予防」「歯並び予防」の２つの観点から行う歯育ては、保護者の方の取り組みによって、お子さんの将来が大きく変わってくる大切なものです。親となる前に、口腔内の正しい知識を身に付けておくことは、子育てにおいて非常に重要なのです。

本書でご説明したように、歯育ては出産前、お母さんのお腹の中にいる頃から始まっています。

お母さんの口腔内の健康状態は、胎児に大きな影響があるという統計は以前から確認されています。また出産直後から始まる乳児期の授乳では、乳首のくわえさせ方がその後の歯並びに影響します。続く離乳食でのスプーンの使い方も同様です。けれど、新米ママに栄養の与え方や入浴の仕方を教えてくれる講座や育児書はたくさんあっても、初期の歯育てを系統立てて教えてくれるところはどこにもありません。

乳歯が生えそろう幼児期になると、ますます歯育ては重要な局面を迎えます。むし歯予防のハミガキはもちろんのこと、前述のように健康を守るための歯並び予防が本格的に始まります。この段階で正しい運動刺激を与えて顎の成長を促したり、初期の段階で細かく歯列の変化を診ていけば、きれいな歯並びをつくることが可能なのです。

「歯育てをしていれば、決して歯列矯正をしないで済む」と保証するわけではありません。けれど、矯正装置が最低限で抑えられるなど、お金も時間も少ない軽い矯正につながります。何よりも、成人後に抜歯を伴う大掛かりな歯列矯正をせずに済みます。

大切なお子さんを、むし歯のない元気一杯の笑顔にしてあげたい、健やかなよい顔立ちにしてあげたいとお考えの方は、ぜひ妊娠を機に歯育てを学んでいただきたいと思います。

むし歯を経験した歯の本数を数えた調査があります。

12歳では、１９８４年は４・７５本だったのが、２０１４年は１本となっています。

つまり、現在の小学生は、むし歯のない子どもたちが増えてきているのです。

しかし、解決できない、解決できていない部分があると感じています。

現在の子どもたちは、むし歯は減りましたが、口腔機能の低下という新しい問題に直面しています。

嚥下や呼吸などの問題から、乳歯からの不正咬合、口腔周囲筋肉の発達障害、口を開けたままでいることがクセになっている「お口ポカン」、流し込み食べによる唾液の分泌量の低下など、さまざまな問題が新たに起こっています。

それらは、赤ちゃんの頃からの生活習慣に由来します。また、離乳食の食べさせ方や軟食化する現代の食生活も大きく関係しています。

1歳から6歳の第1次成長期における顎の成長を考えた「顎育て」、6歳から12歳までの「歯の生え替わりの見守り」が必要とされています。

「顎育て」と「歯の生え替わりの見守り」をしてあげることこそ、「歯並び予防」ではないかと思っています。

この、むし歯予防と歯並び予防を合わせたのが、歯育てなのです。

12歳までの時期に歯科医師が何をどこまでできるか。それは、これからの歯科医師にとって非常に重要な課題だと考えています。

とはいえ、短い診療時間内に、歯育てのすべてを親御さんに話し、理解してもらうことは至難の業です。だから、私は定期的な来院でお子さんの歯の変化を追いながら、その時々に少しずつお伝えしています。大きな問題になる前に予防や治療をすることが大切なのです。

診療は、一瞬の出会いです。一期一会のその大切さ、むし歯予防、歯並び予防の重要性を保護者の方に理解してもらいたいと願っています。

子どもは日々心も体も成長し、口腔内もどんどん変化していきます。歯育てに「待った」は、ありません。「今このとき話さなければならないこと」ばかりなのです。

人の顔の骨は、6歳までに80％ほど成長します。6歳のその子の状態が、生まれてからの歯育ての結果とも言えます。大きな問題になる前に、歯並び予防をしてあげること。それができる親子の関わりをもってもらいたいと思っています。

歯育てにいちばん大切なことは、適切な情報を得ることです。そこで私たち歯科医師から情報発信をしていきたいと、この本をつくりました。

本書では、出産前から成人までを年齢別に6つのブロックに分け、その時期に気をつけたい歯育てをわかりやすく解説しました。お子さんの年齢に合わせてお読みいただき、さらにぜひ、未来のために必要な知識を身に付けてください。

また、歯育てについて、歯科医師や歯科衛生士の方々にも知ってもらいたいと考えています。本書をお読みいただき、私たちの考えに賛同してくださる方がいらっしゃれば、ぜひ一緒に歯育てを広めていきましょう。お気軽に当院をお訪ねください。

一人でも多くの子どもが、健康な歯とよい笑顔という財産を手にできる社会へ。本書がその一助となればこれほどうれしいことはありません。

2019年10月

下田孝義

子どものお口の発達段階に合わせた取り組みの大切さ

子どもの成長段階に合わせ、その時期に必要な「歯育て」の情報をまとめました。

■胎児期（-1歳）

お母さんの口の中に、むし歯や歯周病がないかチェックが必要です。

■哺乳期（0～0.5歳）

哺乳は、知覚の発達にとってよいトレーニングとなります。赤ちゃんはお母さんのおっぱいを吸う行為によって、筋肉が発育し、顎が成長し、噛むこと、話すことができるお口になる準備をしていきます。

授乳時は、お子さんに声をかけてあげましょう。お子さんの情緒の安定、言葉の発達、食への意識など大きな変化につながります。

母乳やミルクを飲ませるときも、しっかり乳首を口に含ませるようにしてください。口蓋の成長に大きく関わっています。

■離乳食期（0.5～1歳）

徐々に離乳食に変えていく時期。その与え方によって、その後のお口の機能が変わっていきます。スプーンでお子さんに食事を与えるときは、上唇に押し付けず、自然に上唇を使ってスプーンから食事を食べるように誘導してください。

味付けの濃いものやお菓子は控えましょう。お子さんとコミュニケーションを続ける大切な時間ですから、ながらスマホは禁止です。

■前歯期（1歳）

前歯が生えてきます。味覚も発達し、食べさせ方や食事の内容が大切になってきます。食べる姿勢も重要です。足はブラブラしないよう、配慮しましょう。

一口よりも少し大きなものを与えて、しっかり前歯を使って噛み切るようにさせましょう。また、知覚の発達を考えると、手づかみ食べも重要です。洋服が汚れてしまうかもしれませんが、お子さんの成長を考えると、これも必要なステップなのです。火を通した野菜スティックなどは、手づかみ食べに有効です。野菜嫌いにしないためにも、この時期に加えて欲しいメニューです。

■奥歯期（1.5歳）

奥歯が生え始めて、食べものをより噛めるようになってくる時期です。咀嚼のリズムとしっかり奥歯で噛むことを覚えていきます。飲み物で流し込むように食べる習慣があると、噛む力や、噛むリズムが身に付かないので筋肉や顎がきちんと発達しなくなります。注意しましょう。

食べるものの硬さも重要です。しっかり噛まないと食べられないような食事を与えてください。

テレビやスマホをしながらの食事はやめましょう。お子さんとの会話を楽しみながらしたいものです。

■乳幼児期前期（2歳）

咀嚼のリズムや飲み込みなどが獲得され始めます。悪いクセがないかをチェックしなければなりません。

「早寝、早起き、朝ごはん」を心がけます。人間の成長には、睡眠が欠かせません。生活のリズムを整え、規則正しい生活をさせてください。食事に関しては、足をぶらぶらさせず、テレビなどは消して、食事に集中させてください。歯ごたえのあるもの、和食中心で味付けは薄目のものがよいでしょう。

■乳幼児期後期（3歳）

お子さんの乳歯列が完成します。食べものの好き嫌いの傾向が顕著になる時期です。お口ポカンの習慣をなくすこと、好き嫌いなく、姿勢よく食事ができることがこの時期の課題です。

正しい咀嚼、正しい飲み込みなどを獲得しているか、前歯の歯並びから、顎の成長が予想できます。悪習癖も見分けがつくようになってきます。小児歯科に詳しい歯科医師に一度相談してください。

■前学童期（5歳）

お口のクセが、歯並びや骨格、顔、姿勢などに現れてきます。指しゃぶり、弄唇癖、頬づえなど悪習癖が続いていると、歯並びや骨格に問題の出てくる時期です。残念ながら悪習癖は、自然には改善しません。訓練が必要になってきます。

また、成長の中で自然に問題の解決が図れないことが多いのも事実です。歯科医師に相談してできることから始めてください。

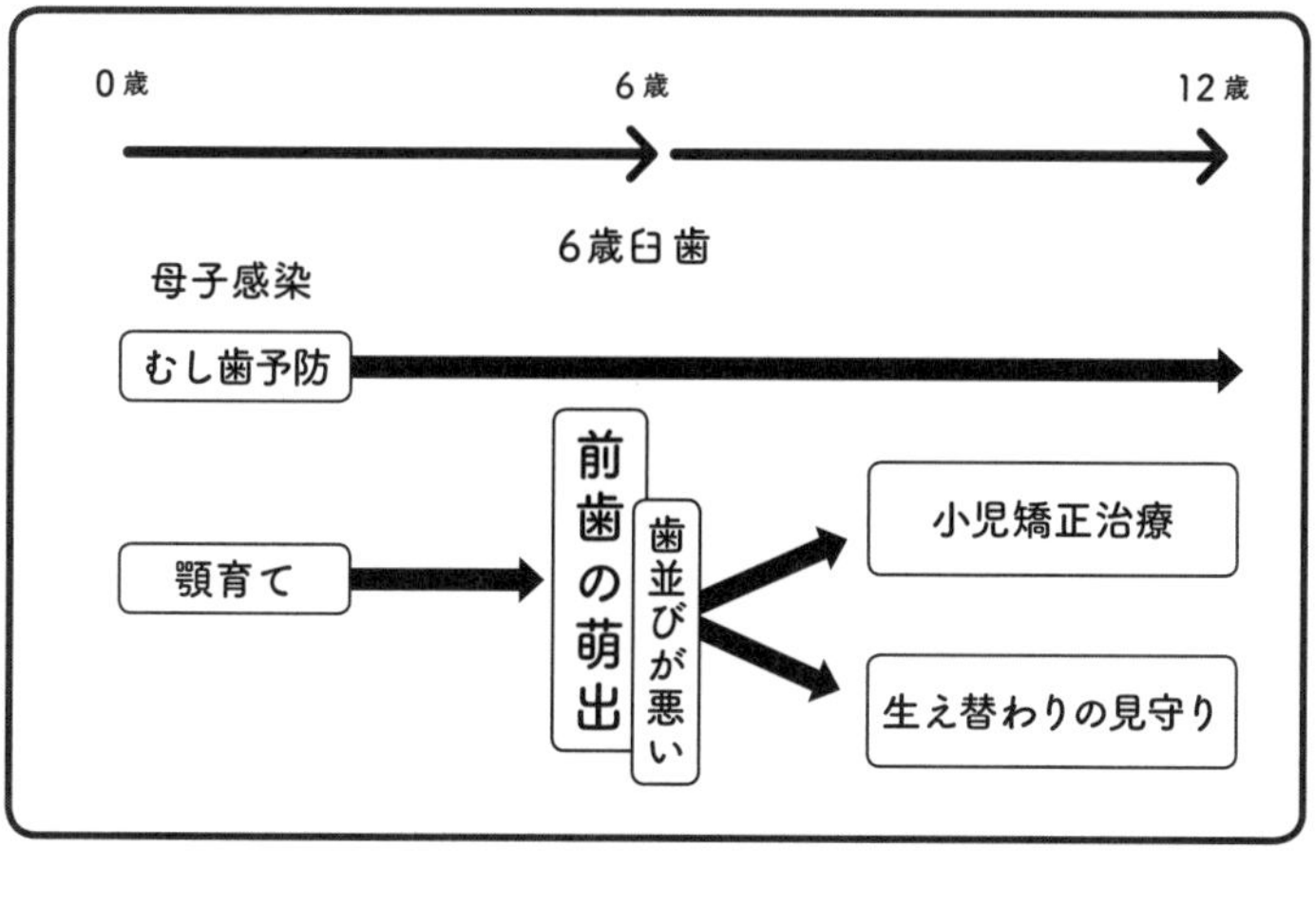

0歳《さい》からの歯育《はそだ》て

2019年12月 2 日　初版第 1 刷
2025年 5 月22日　　　第 6 刷

著　者――――――下田孝義《しもだたかよし》・下田《しもだ》ミナ
発行者――――――松島一樹
発行所――――――現代書林
〒162-0053　東京都新宿区原町3-61　桂ビル
TEL／代表　03(3205)8384
振替00140-7-42905
http://www.gendaishorin.co.jp/

カバーデザイン―――坂川朱音（朱猫堂）
カバーイラスト―――亀山鶴子
本文デザイン・イラスト―丹波かよ子（トリア）・宮下やすこ（P136）
編集協力――――――高久朗子（トリア）

印刷・製本　（株）シナノパブリッシングプレス
乱丁・落丁本はお取り替えいたします。
定価はカバーに表示してあります。

ISBN978-4-7745-1786-5 C0047